「退化」の進化学

ヒトにのこる進化の足跡

犬塚則久　著

ブルーバックス

装幀／芦澤泰偉・児崎雅淑
カバーイラスト／西口司郎
本文扉イラスト／山崎典子
本文扉・もくじ／工房 山﨑
本文図版／今村朋子・さくら工芸社

まえがき

世界各地に世界遺産（ユネスコに指定された名所、旧跡）があり、多くの観光客をあつめている。世界遺産には自然の景観もあれば昔の人がつくりあげた建造物もある。人工物の文化遺産の古さは高々五〇〇〇年だが、自然遺産なら万年、億年単位のものもある。しかし、もっと古い歴史遺産が、それもごく身近なところにある。それはあなた自身である。——といったらウソだと思うかもしれない。だがこれは本当のことだ。

私たちはだれもがヒトの子である。両親もヒトの子なら祖父母もヒトの子である。ヒトはヒトからしか生まれない。しかしずっとその先祖をさかのぼると、ヒトはいつしかホモ属の別種から進化してきたことがわかっている。

人類の起源をどんどんさかのぼると、霊長類、哺乳類、脊椎動物の共通先祖へ、そして無脊椎動物から単細胞生物、ついには原核生物にたどりつく。つまり私たちヒトの体は生命の誕生した三八億年前からつづく歴史的遺産なのだ。

ヒトが太古から連綿とつづく命の環の一つだとすれば、当然そこには過去から進化してきた証拠がのこっているはずである。血をなめればしょっぱいが、これはかつて海で生命が誕生したなごりである。体が左右対称なのは脊椎動物に共通の特徴で、かつて尻尾で水中を泳いでいた証拠にほかならない。首の下から腕がのび、股の間に肛門が開くのも、魚の胸ビレと腹ビレから四肢ができたことを示している。

こうした体のつくり（体制）の進化にともなって、器官の中には消えていくものもあれば、形を変えてほかの機能をもつものも現れた。発生や進化の過程で退行的変化をとげて形や機能が縮小したものを「退化器官」、機能しなくなったがかろうじてのこっているものを「痕跡器官」という。

退化器官や痕跡器官を研究する学問分野を dysteleology という。これは有名な「個体発生は系統発生をくりかえす」という反復説を唱えた一九世紀のドイツの生物学者ヘッケルの造語である。teleology はもともと哲学用語で「目的論」をさし、これに「不良」や「困難」を意味する接頭辞 dys- をつけたもので、無目的論と訳されている。ヘッケルはこの哲学用語を、機能がないか、はっきりしない痕跡器官に転用したらしい。

痕跡器官学では、生物体の中の使用目的が明らかではない痕跡的な器官を、生物進化の証拠として積極的にとりあげる。ある器官が退化器官や痕跡器官であるかどうかは、各種の動物を互いにくらべることによってはじめて判断できる。つまり痕跡器官学はその知識の大半を比較解剖学に負っている。

比較解剖学では脊椎動物の進化の分岐点にいる動物、つまりヒトの直系の先祖に近い種類をとくに重視する。しかし傍系のものも直系を理解するうえで欠かせない。とりわけ哺乳類は霊長類以外のものでもヒトを理解するうえで重要である。小川鼎三先生（東京大学名誉教授）の名文句「クジラ山に登らなければ、ヒト山は見えない」とはこのことをさしている。

本書では、まず退化と進化の概略を説明し、比較解剖学の花形スターたちとその舞台となった地球の歴史を紹介する。退化器官と密接にかかわる発生と進化、すなわち個体発生と系統発生の関連についても、予備知識をもっていただいたうえで各論に進もう。

第2章から7章までの各論はざっと退化の順にしたがってならべてある。第2章は脊椎動物の上陸とそれ以降にまつわる話題である。第3章は、爬虫類までにあって哺乳類ないし獣類で退化した器官、第4章は、霊長類のうち類人猿以外の尻尾のあるサルで退化したものをとりあげる。第5章では、類人猿になってから退化したものをあつかう。第6、7章は類人猿にあるのに人類で退化したものだが、第7章はホモ属からで、化石の証拠がある骨や歯にかぎられる。第8章は発生上の性分化にともなう退化器官、痕跡器官を一括した。

体内の進化の痕跡とその長い歴史的背景を知ることで、自分の肉体もまた永遠の命の運び手の一部であることに気づいていただければうれしく思う。

二〇〇六年一二月　　犬塚則久

「退化」の進化学――ヒトにのこる進化の足跡　もくじ

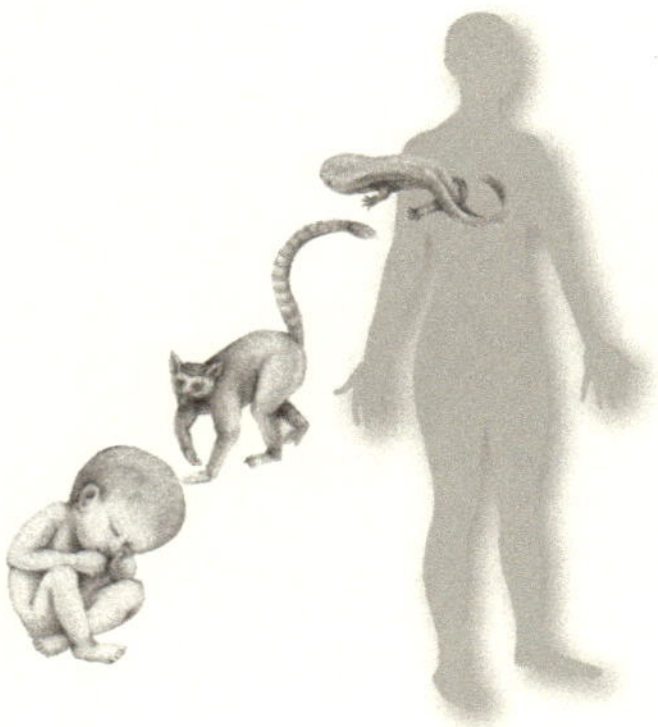

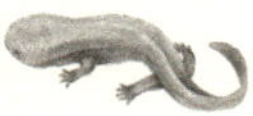

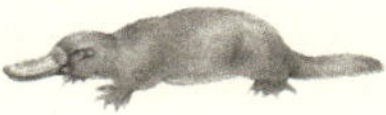

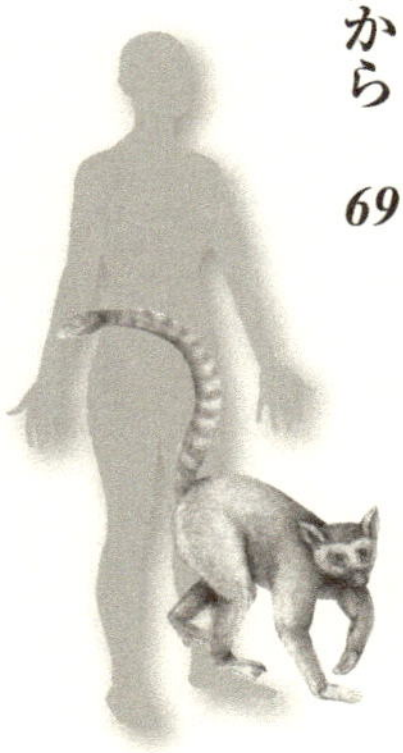

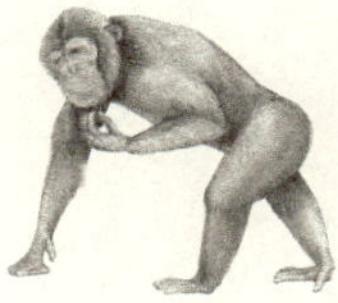

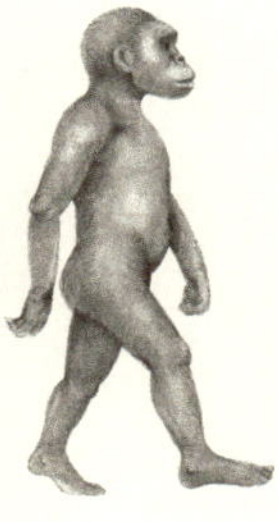

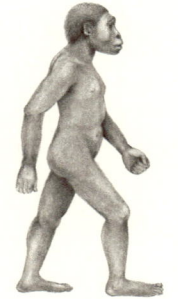

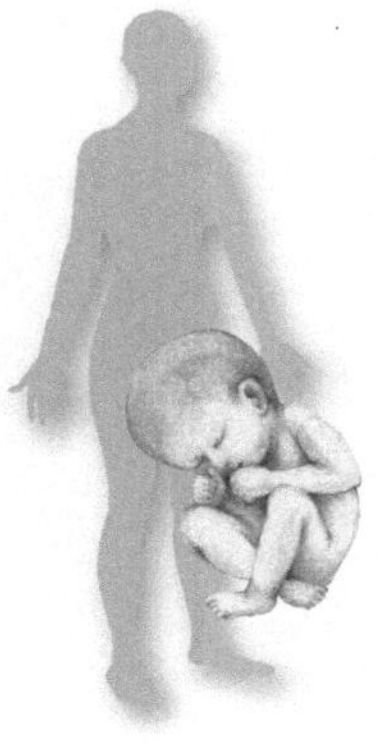

〈編集部注〉
解剖学用語は略字体を採用しています。
また「目」を「眼」と表記しています。
本書もこれに従っています。

第1章

「退化」の進化学

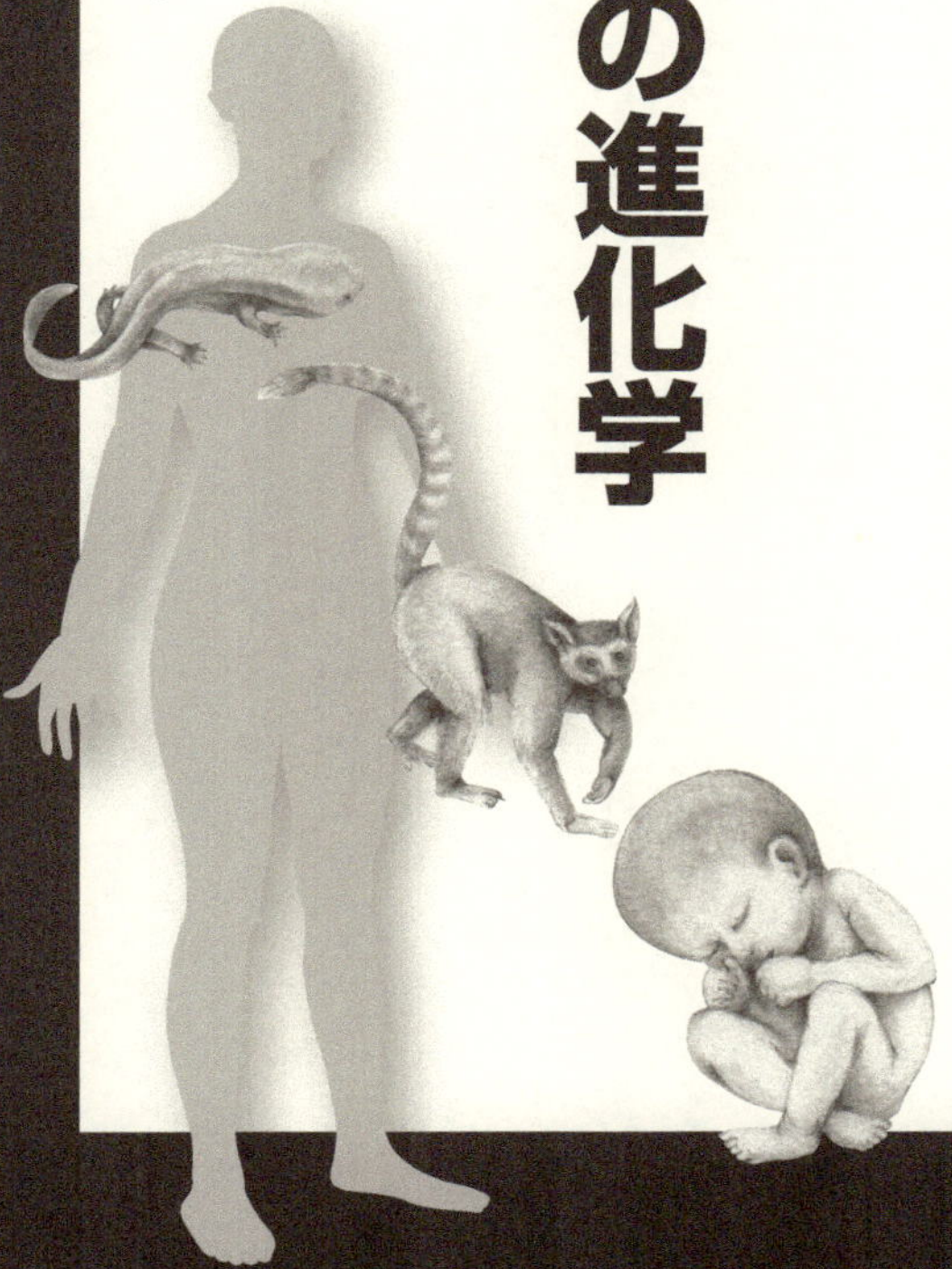

1-1 「進化」と「退化」

オリンピックの年になるとメディアはこぞってスポーツの話題に力をいれる。ことにメダルの期待がかかる選手については「以前よりも格段に進化しました」などと報じられる。もちろん比喩的表現なのだが、ただ「進歩しました」というよりも、いかにもワンランク上の別物になったかのような印象をあたえる。

漢字の「進」には進歩、進捗、進展、前進といったプラスの価値観がこめられているように感じる。「進化」はevolutionの訳だが、たしかに翻訳当時の進化観には下等から高等へという意識がふくまれていた。しかし、本来の生物学用語のevolutionには「進歩」の意味はまったくない。evolutionはもともと「展開」の意味で、おだやかな変化を表している。

そもそも進化というのはある種から新たな別の種が生まれることである。別種なので体の大きさや形にちがいがあり、元の種より体が大きくなることもあれば、小さくなることもある。たとえば、ゾウの先祖は胴長の子ブタのような体格だったが、現生のアジアゾウやアフリカゾウでは肩の高さが三mになる。

絶滅したマンモスの仲間にはテイオウマンモスといって四mにまで大型化したものもいた。有名なシベリアのケマンモスは三m級だから、先祖筋のテイオウマンモスにくらべれば小型化した

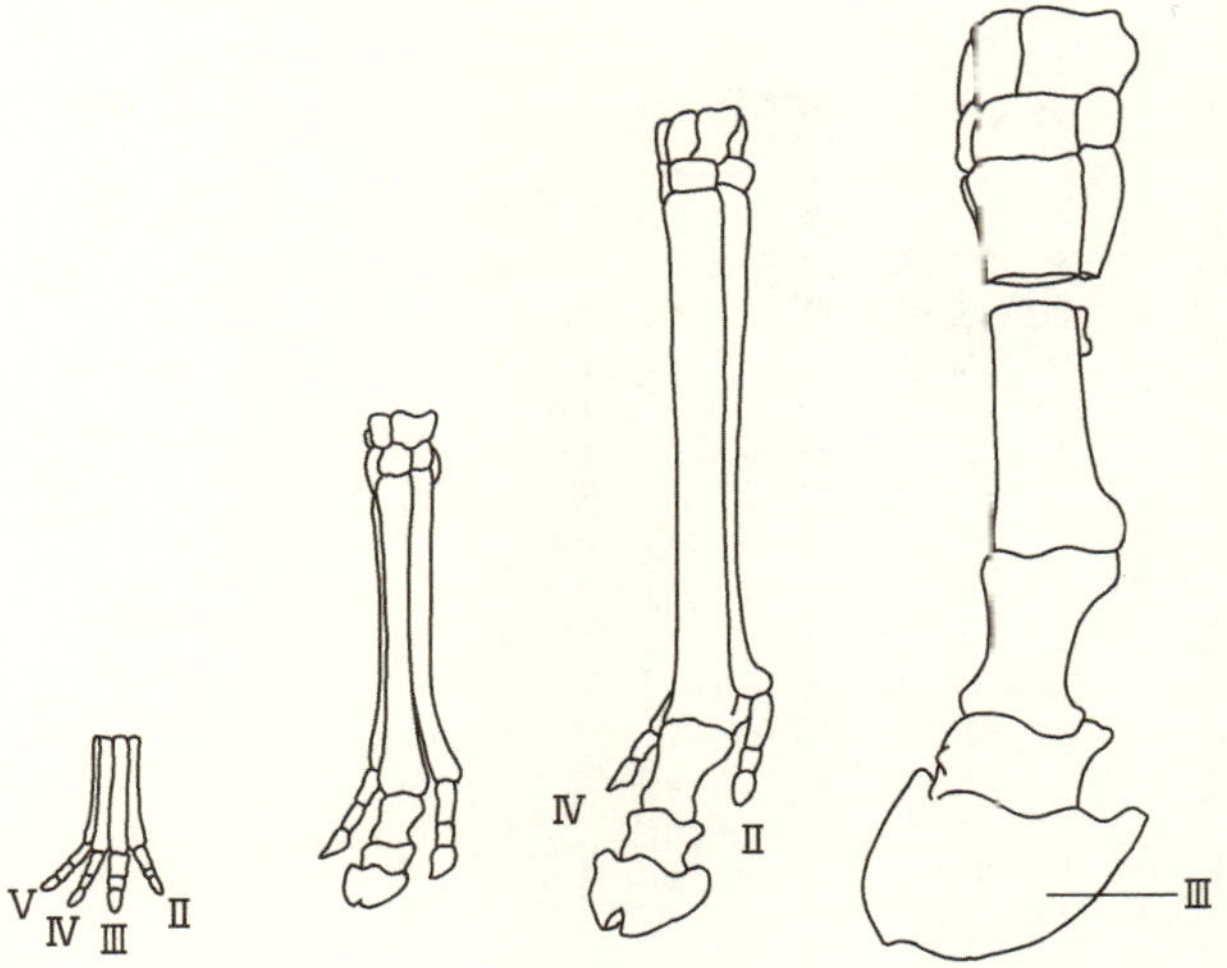

図1－1　ウマの指骨の進化

ことになる。北アメリカ大陸のコロンビアマンモスも四m級だったが、カリフォルニア沖の島には二m級のアメリカコビトマンモスがいた。あきらかにコロンビアマンモスから派生した子孫だが、退化したとはいわない。

ウマの進化では体が大型化するとともに足の指の数が減っていった。最初のアケボノウマはイヌなみの体格で四本指だったが、ヒッパリオンという三本指のウマ（三《さん》趾《し》馬《ば》）ではポニーぐらいになった。さらに大型化するにつれ、第二、四、五指が短縮・消失するかわりに、のこる第三指がどんどん太くなり、現生のウマではついに指一本で体重を支えるまでになった（図1－1）。断面積が同じなら本数が少ないほど強度が出るので、固い地面を速く走る機能は洗練されてきたことになる。その反面、湿った凸凹の林床を駆けるのには向かなくなった。これが進化である。

このばあい、第一、二、四、五指は「退化した」という。「退化」はもともとdegenerationやreductionの訳で退行、形成不全、縮小という意味である。ところが「進化」の逆が「退化」と誤解されている。たしかに「退化」は器官が小さくなったり、数が減ったり、形が単純化したりすることだが、決して進化の逆ではない。むしろ進化にともなっておこるので、退化は進化の一部だといってもよい。

ヘビの足は退化の代表例とされ、もともとオオトカゲのような動物から進化する過程で足をなくしたものである。寄生虫は全身的退化の例にあげられる。栄養を宿主に頼るので運動器も消化器もふくめ体じゅうのほとんどの器官が退化する。しかし宿主をみつけるための感覚器や、繁殖用の生殖器だけは発達する。脊椎動物ではオスが極端に小さくなりメスの体に寄生する深海魚のアンコウが知られている。これも配偶者をみつけにくい環境に適応し、進化した結果にちがいない。これらの退化もすべて進化の賜物である。

どの動物も進化の産物なので多少とも退化器官をもつ。このうち胎児の時期や一生のある時期に現れ、本来の機能の一部ないしすべてが失われたものを痕跡器官という。これに対して、作用がのこり、大きさだけが縮んだ器官を狭義の退化器官という。たとえば、男の乳首は痕跡器官であり、親知らずや足の小指などは退化器官である。

人体の退化器官をほかの動物のものと比較することで、その退化がはじまった時期がどのくらい前のことなのか、およその見当がつく。たとえば虫垂は盲腸が退化したなごりとされる。ではいつ頃ヒトに現れたのだろう。

虫垂のような軟らかい組織はふつう化石にはならないが、ヒトの先祖筋にあたる現生の動物でその有無を調べることでそれがわかる。虫垂はヒトやチンパンジーにはあるが、ヒヒやニホンザルなど類人猿以外のサルにはみられない。類人猿は三〇〇〇万年ほど前に出現したので、その頃から盲腸が退化して虫垂ができたのだろうと推定できる。

1-2　発生と進化

痕跡器官は、胎生期つまり個体発生の初期段階にみられる特徴とかかわりがある。発生学はかつて胎生学と訳されたこともあるように、受精卵から誕生まで一人のヒトの形ができてくる過程を記述したものである。この過程を個体発生というが、生まれたあとも成長しつづけ、性成熟に達して老化し、死にいたるまでの生活史すべてをふくめて考えることもできる。

たとえばカエルは、オタマジャクシとして卵からかえる。オタマジャクシは水中でエラ呼吸をして魚のようにすごす。やがて足がのび、尻尾がちぢんでカエルとなり、肺呼吸をする陸上生活に転換する。いわゆる変態である。

いっぽう、脊椎動物の進化では、肉鰭類《にくきるい》（章末コラム参照）のあるものから派生した両生類が、最初に地上に足跡を印した。つまり遠い両生類の先祖が何万年もかけてたどった道筋を、個々のオタマジャクシは数日でくり返してカエルになる。「個体発生は系統発生を短縮してくり返す」という生物発生原則、いわゆる反復説の好例である。

変態などというまだるっこしい過程をへずにいきなり卵からカエルが生まれてもよさそうなものだが、カエルの遺伝子には系統発生上の制約が刻み込まれているために、変態という過程の省略や逆転ができないのだ。

図1-2は魚からヒトにいたる各種の脊椎動物の発生初期の胚をならべたもので、反復説を唱えたヘッケルの教科書にのっている有名な図である。動物は左から右に進化したものをならべ、上段が発生初期で下段が後期である。個体発生と系統発生との関係を端的に表す反復説を象徴する図となっている。

ちなみに、生物は先祖の成体を反復するのではなく、発生初期に幼体どうしが似ているにすぎないという幼形相肖説《ようけいそうしょうせつ》がある。この図をみればたしかに発生の初期ほど互いによく似ている。しかし、魚でも哺乳類でも動物はすべて単細胞の受精卵から発生するので、発生の初期ほど互いに似るのは当たり前である。この表面的な観察にもとづく幼形相肖説が反復説をくつがえしたとみ

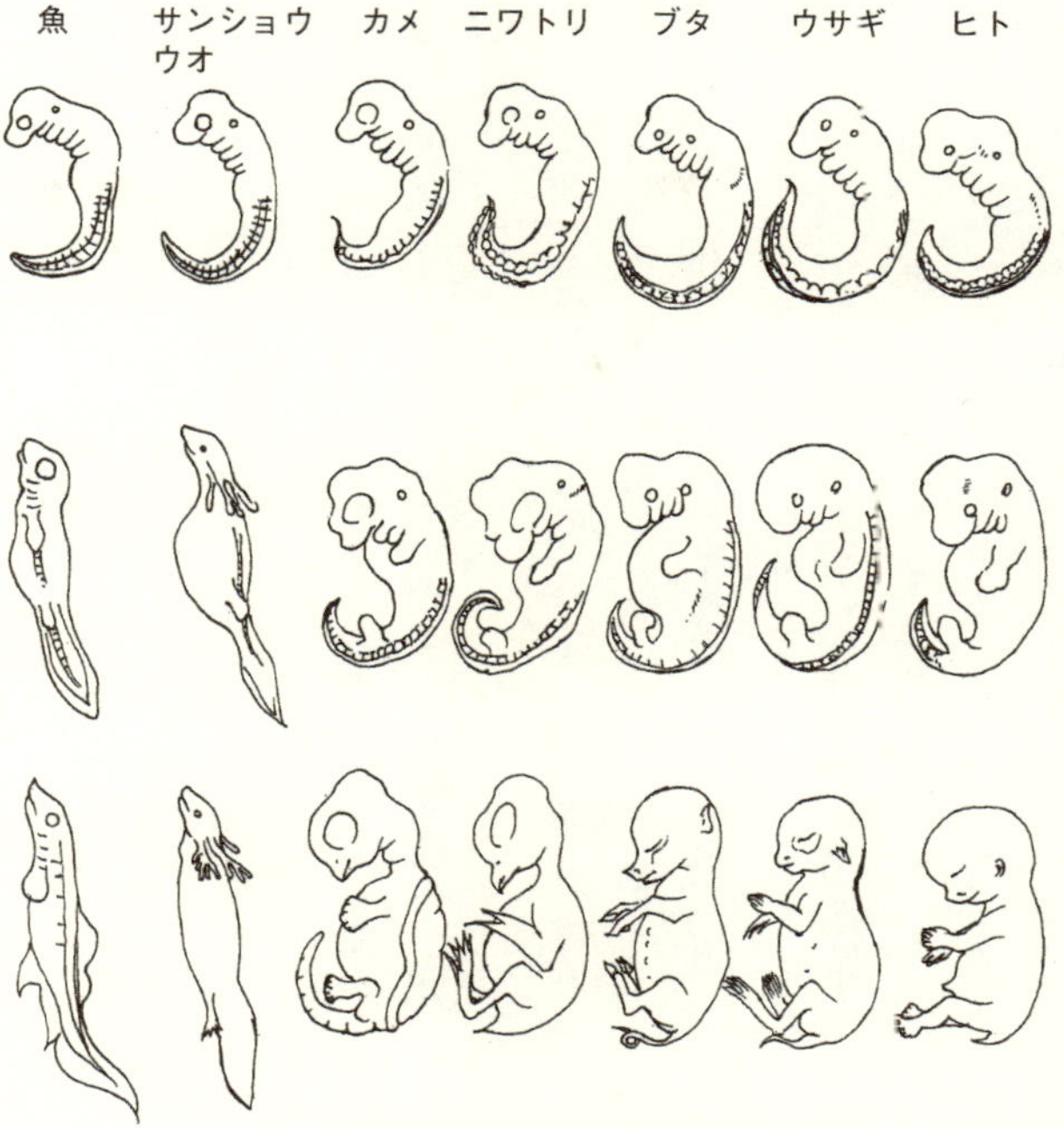

図1－2　脊椎動物の胚発生比較図

ヒトも発生初期は魚類にそっくりだが、発生が進むにつれて羊膜類、哺乳類という進化型に似てくる。

るのは早計である。

肝心なのは形づくりの規則性である。たとえば形質の発現に順序があって逆転しないことや、進化するにつれて新たな形質が発生後期につけ加わるため、類似の形がしだいに発生の初期段階に組みこまれることである。ヒトでも、発生初期にはエラがあって手足がない魚に近い形から、まだ乳線や耳介のない爬虫類段階をへて、ようやく尻尾が短く頭の大きい形になる。

　脊柱湾曲のでき方にもこの反復説があてはまる。ヒトの背骨はほかの動物にはみられない独特の曲がり方をしている。横からみると、頸《くび》と腰では前に凸、胸の部分では後に凸となるように曲がっている。これらを頸前弯《けいぜんわん》、腰《よう》前弯、胸後弯《きょうこうわん》とよんでいる。

　オギャーと生まれたときの脊柱は一様に後に凸湾している。これは成長後も胸後弯などに受けつがれる。生後三ヵ月から半年、首がすわっておすわりができるようになるころに頸前弯ができる。一歳から一歳半ごろに立って歩きはじめると、腰前弯ができてヒトらしい独特のS字形となる（図1-3）。

　この頸前弯と腰前弯のできる順序を脊椎動物の系統発生とくらべてみよう。魚類は実に多様化しているが、日ごろみなれている食べおえた魚の中骨で代表させると、頭蓋の後から尾ビレのつけ根まで、脊柱は一直線状かやや上に一様に凸になっている。

　上陸したての両生類では頭が地についているが、爬虫類に近づくにつれて脚が長くなり、頭をもたげるようになる。胴体よりも一段上に頭が位置するのは、頸前弯ができたことを意味する。頭を地面から離したことで、この動物は顎を開けやすくなったはずだ。それまでは下顎が地面に接しているために、背中を縦走する筋をつかって上顎を頭もろともひきあげることでしか口を開けられなかったからである。

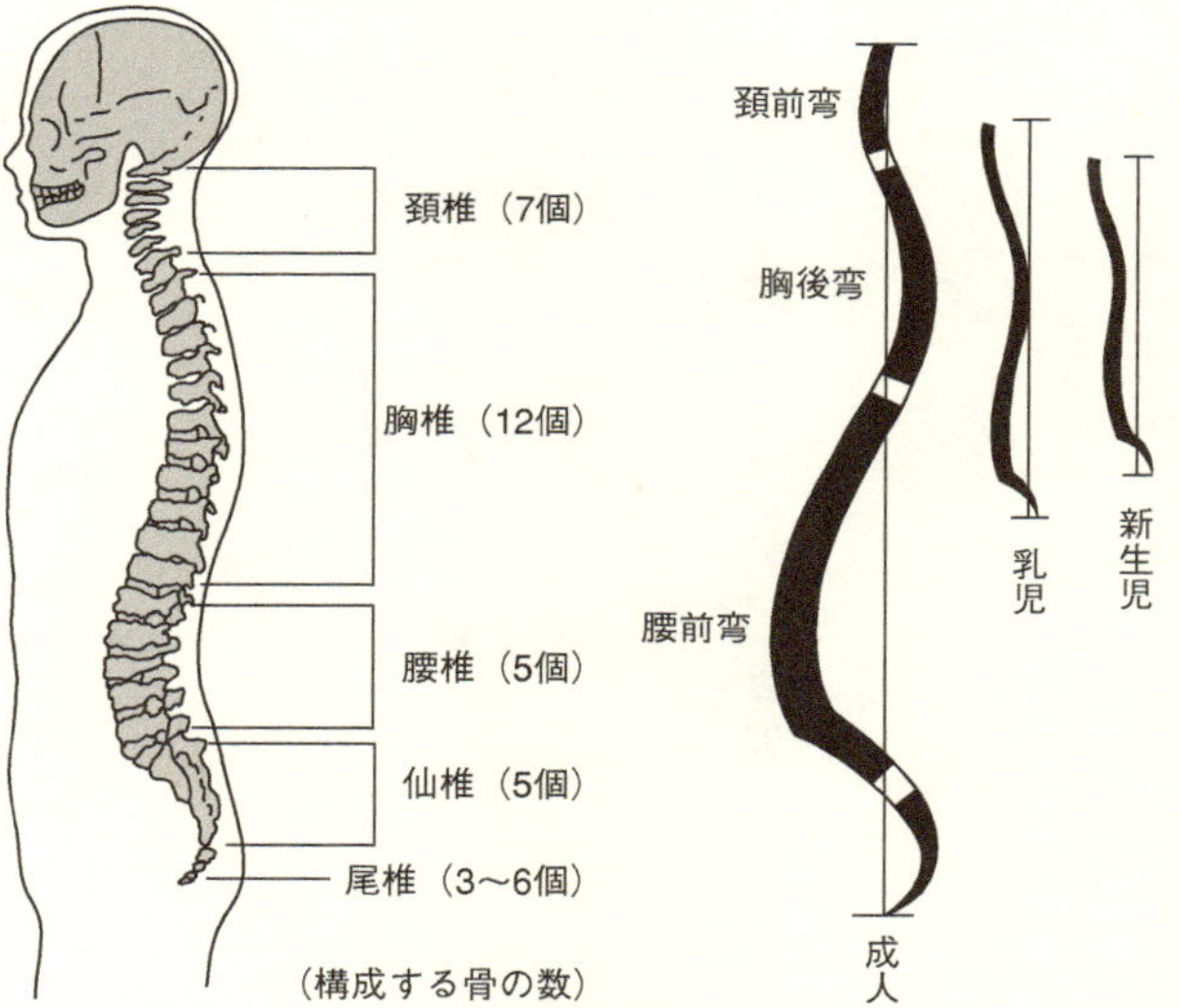

図１－３　脊柱湾曲の個体発生
はじめ後弯だけだが、まず頚前弯、のちに腰前弯が現れる。

脊柱湾曲の胸後弯と頚前弯は、爬虫類から哺乳類、霊長類のうちの類人猿まで引きつがれる。霊長類になると樹上に腰を下ろし、すわる姿勢をとることが増えるが、脊柱の湾曲自体は変わらない。腰前弯ができるのは脊柱を直立させるだけでなく、二足歩行をはじめてからである。つまり人類固有の特徴ということになる。

すなわち三億年前の爬虫類での頚前弯と、七〇〇万年ほど前の人類での腰前弯の獲得が、たかだか数ヵ月から一歳半の乳児の間に再現されていることがわかる。

このように個体発生と系統発生、

つまり発生と進化との密接な関連がわかると、たとえば化石にのこらない軟組織の進化を発生過程から類推したり、発生で省略された過程やいきさつを進化の側から考察したりすることができる。発生学や古生物学は比較解剖学とともに人体の歴史を解きあかす有力な手だてなのである。

コラム　先祖の系統

ヒトの先祖は何かと問われれば、サルと答える人が多いだろう。もちろん今生きているサルではない。共通の先祖からわかれたということである。しかし生物の系統は連綿と続くので、その共通先祖にも、さらにさかのぼった先祖がいる（図1-4）。ずっとさかのぼると三八億年前の生命誕生にまでゆきついてしまうが、ここでは脊椎動物の誕生のころからみていこう。

動物には骨のある脊椎動物と骨のない無脊椎動物とがあり、無脊椎動物が先に現れた。このうち背骨の前駆体の脊索をもつ原索動物がカンブリア紀（表1-1）ごろ脊椎動物に進化した。現生の原索動物では体の前端近くまで脊索がのびたナメクジウオ（26ページ写真1-1）がもっとも先祖に近いとされる。

脊椎動物になると骨や頭ができる。ただし、まだ顎の骨がないので無《む》顎類《がくるい》という。化石ではいわゆる甲冑魚《かっちゅうぎょ》のうち顎のない甲皮《こうひ》類《るい》で、現生ではヤツメウナギなどに代表され、開けっぱなしの

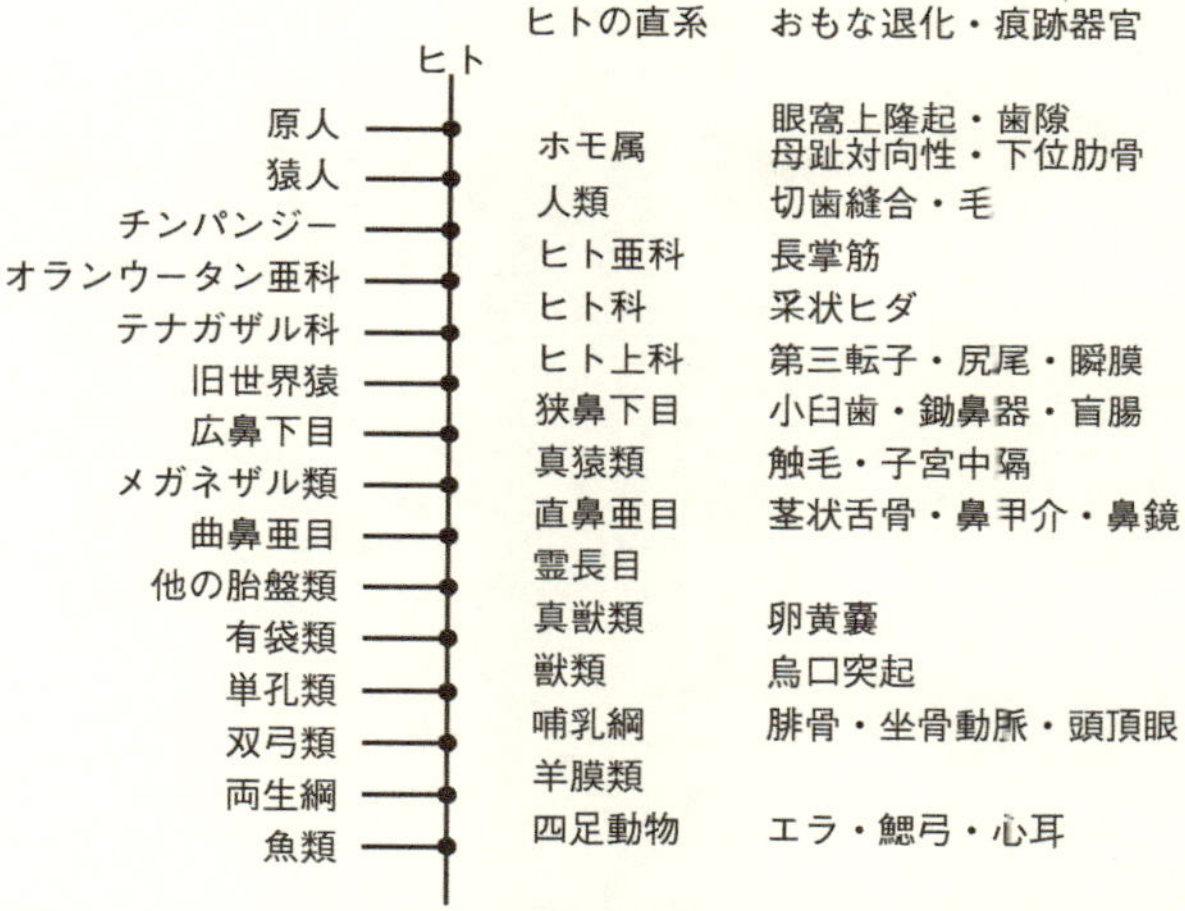

図1－4　ヒトの直系の分岐系統図とおもな退化・痕跡器官

相対年代		絶対年代（百万年前から）	古環境	古地理	出現動物
新生代	現　世	0.01			
	更新世	1.8	寒冷化	海退	ヒト
	鮮新世	5.3	草原化		ホモ属
	中新世	23			人類
	漸新世	34	寒冷化	海退	類人猿
	始新世	56			真猿類
	暁新世	65.5			
中生代	白亜紀	145	寒冷化	アルプス造山	霊長類
	ジュラ紀	200	温暖化	テチス海	
	三畳紀	251	最も乾燥		哺乳類
古生代	ペルム紀	300		パンゲア	
	石炭紀	360			羊膜類
	デボン紀	416	乾燥	カレドニア造山	四足動物
	シルル紀	443			
	オルドビス紀	488			
	カンブリア紀	542	浅海		脊椎動物

表1－1　地質年代表

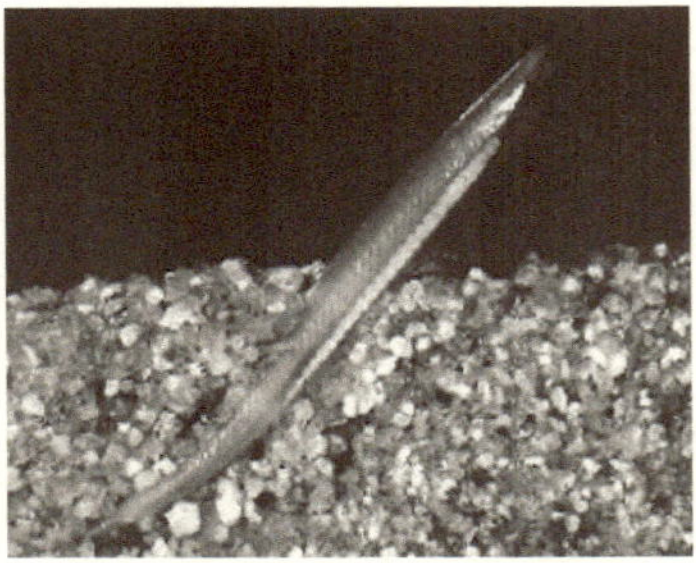

写真１－１　ナメクジウオ
体長約５cm　写真提供／姫路市立水族館

口が丸いので円口類《えんこうるい》とよばれる。

甲冑魚のうち顎をもつのが板皮類《ばんぴるい》だが、これは現生の軟骨魚類のサメやエイの先祖にあたり、そのほかの魚類は硬骨魚類に分類される。硬骨魚はヒレの中が刺《とげ》状になっている条鰭《じょうき》類《るい》と、肉質の柄がついている肉鰭類《にくきるい》にわかれる。タイやマグロはすべて条鰭類だ。その他は肉鰭類で肺魚やシーラカンスがふくまれ、これらの化石種が両生類の祖となった。

最初の両生類つまり四足《しそく》動物の始祖は、その名のとおり水生から陸生への移行型で、少なくとも幼生は水中でなければ生きられない。ところが次の段階になるといちいち水辺にもどらなくても産卵できるようになった。羊膜ができたためである。

羊膜とは卵の中の胚をつつむ胚膜の一つで、中は羊水で満たされ、卵の中で胚が水びたし状態になる。羊膜をもつ四足動物は羊膜類《ようまくるい》とよばれ、カメ、トカゲ、ワニなどの爬虫類や鳥類、哺乳類がふくまれる。

爬虫類は目の後にある側頭窓《そくとうそう》の開く数、したがって窓の桟にあたる頬骨弓《きょうこつきゅう》が一本か二本かによって単弓類《たんきゅうるい》と双弓類《そうきゅうるい》にわけられる。単弓類のことを哺乳類型爬虫類ともいい、この中から子供を乳で育てる哺乳類が誕生した。

哺乳類は卵を産む原獣類《げんじゅうるい》と子を産む獣類とにわけられる。現生ではオーストラリアにいるカモノハシとハリモグラの単孔類《たんこうるい》が原獣類である。胎生の獣類には、コアラやカンガルーなどの有袋類（後獣類《こうじゅうるい》）と、真の胎盤をもつ哺乳類の胎盤類《たいばんるい》（真獣類《しんじゅうるい》）がある。

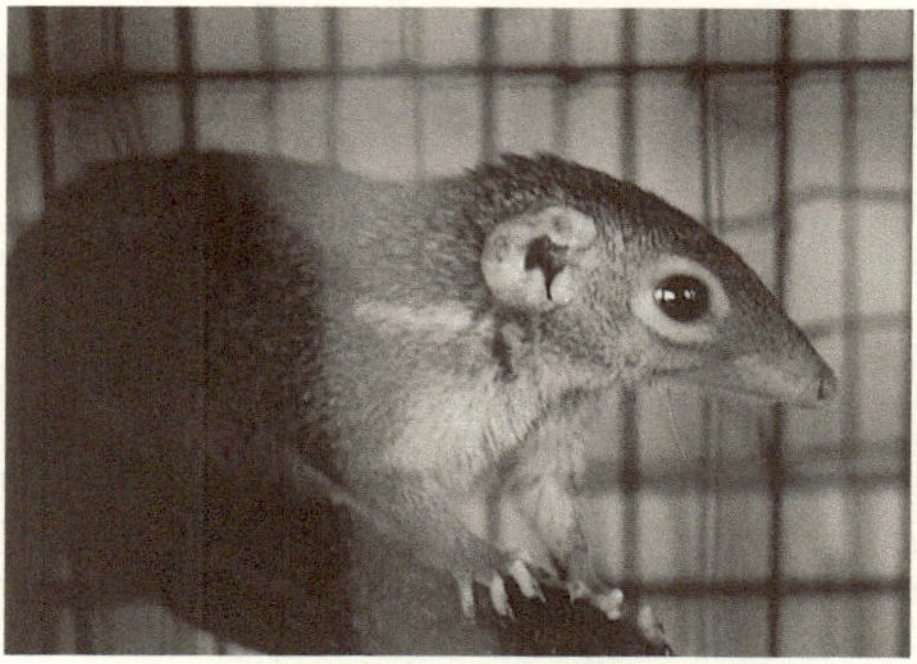

写真1－2　ツパイ
霊長類の始祖にもっとも近いとされる樹上性虫食動物

進化の歴史をたどれば、単弓類から卵生の原獣類が生まれ、そこから現生のうちでもっとも原始的なオポッサムのような有袋類をへて胎盤類が生まれたのだろう。

胎盤類のうち樹上生活に適応したものが霊長類である。霊長類全体の先祖はツパイ（キネズミ：写真1－2）のような動物とされる。

霊長目は曲鼻亜目と直鼻亜目にわけられる。曲《きょく》鼻《び》猿《えん》というのはキツネザルなどの原猿類《げんえんるい》からメガネザルをのぞいたものである。直鼻猿はこの曲鼻猿から生まれた。

直鼻猿《ちょくびえん》はメガネザルと真猿類からなる。真猿類《しんえんるい》は中南米にすむ広鼻下目（広鼻猿類《こうびえんるい》または新世界猿《しんせかいざる》）と狭鼻下目（狭鼻猿類）にわかれる。狭鼻《きょうび》猿類《えんるい》はニホンザルなどアフリカ、ユーラシアの旧世界猿《きゅうせかいざる》と尻尾のない類人猿からなる。現生の類人猿にはテナガザル、オランウータン、ゴリラ、それにもっともヒトに近いチンパンジーとボノボ（ピグミーチンパンジー）がふくまれる。

人類はかつて猿人、原人、旧人、そして私たち新人の四段階に分類され、この順に進化してきたとされた。しかし旧人とよばれたネアンデルタール人は新人の直系先祖ではないことが明らかとなり、四段階の単純な図式は過去のものとなっている。

ヒトの直系先祖はなかなか決められないが、トゥーマイやオロリンといった猿人段階のある種からその後の人類が派生したことは疑いない。かつて直立猿人とか原人とよばれた種は、私たちと同じホモ属で、アジア産のエレクトゥスやアフリカ産のハビリスやエルガスターにあたる。現生のヒト（ホモ・サピエンス）の先祖は彼らの中に求められるだろう。

以上、数ある動物のうち大きな分類群の根幹に位置する共通先祖の化石種は、すべてヒトの先祖ということになる。私たちの体の中にはこうしたさまざまな祖先のなごりとして、いくつもの痕跡器官や退化器官をみることができる。

第２章 上陸して

四億年前から

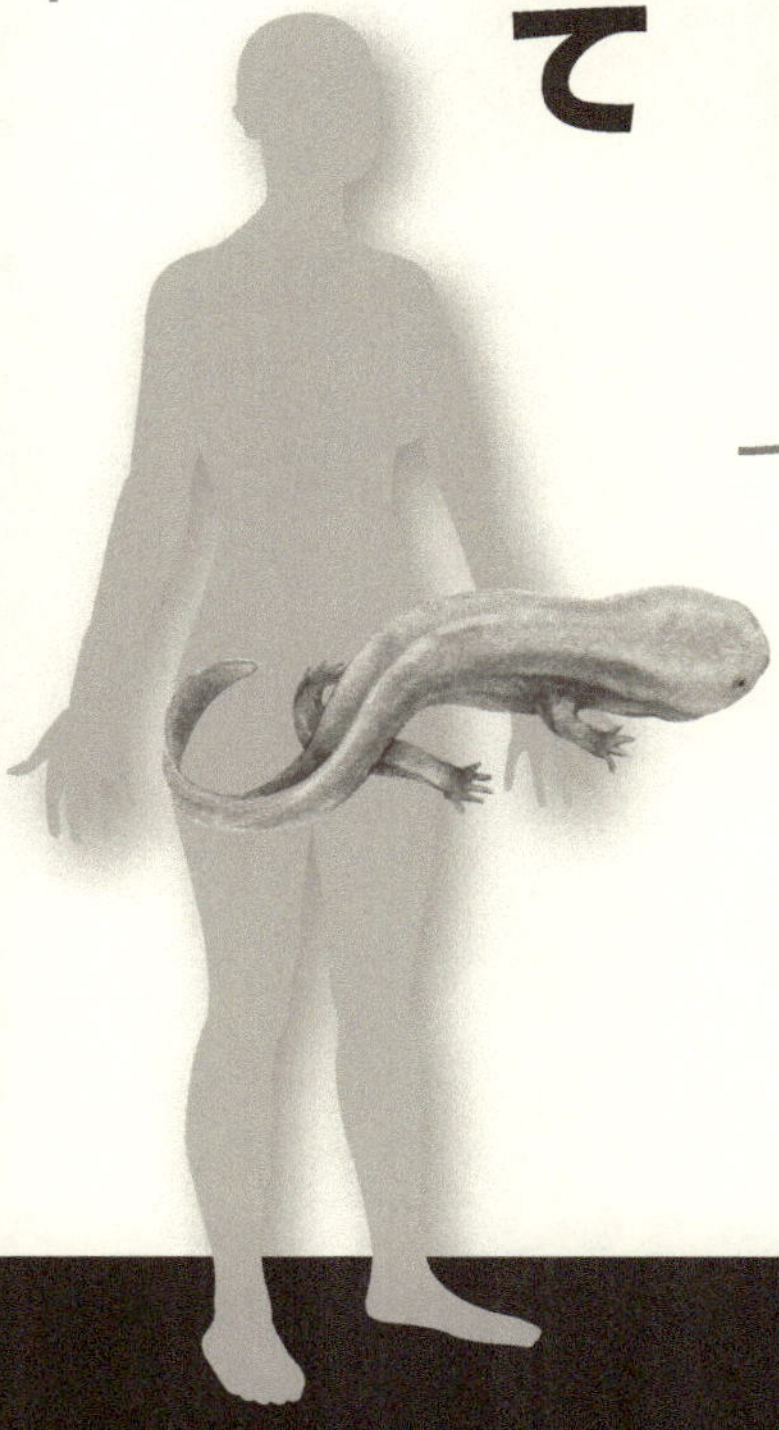

2-1 耳の中にサメの顎

私たちの耳の中には体中でいちばん小さな長さ数㎜の骨がある。ツチ骨、キヌタ骨、アブミ骨の三つからなる耳小骨《じしょうこつ》で（写真2-1）、それぞれ槌、砧、鐙の形に似ることに由来する。鼓膜の振動は、これら耳小骨を介して内耳の蝸牛《かぎゅう》に伝えられ、音として感じる（図2-1）。

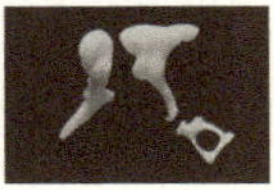

写真2-1 ヒトの耳小骨（実物大）
山内昭雄／鮎川武二『感覚の地図帳』（講談社刊）より

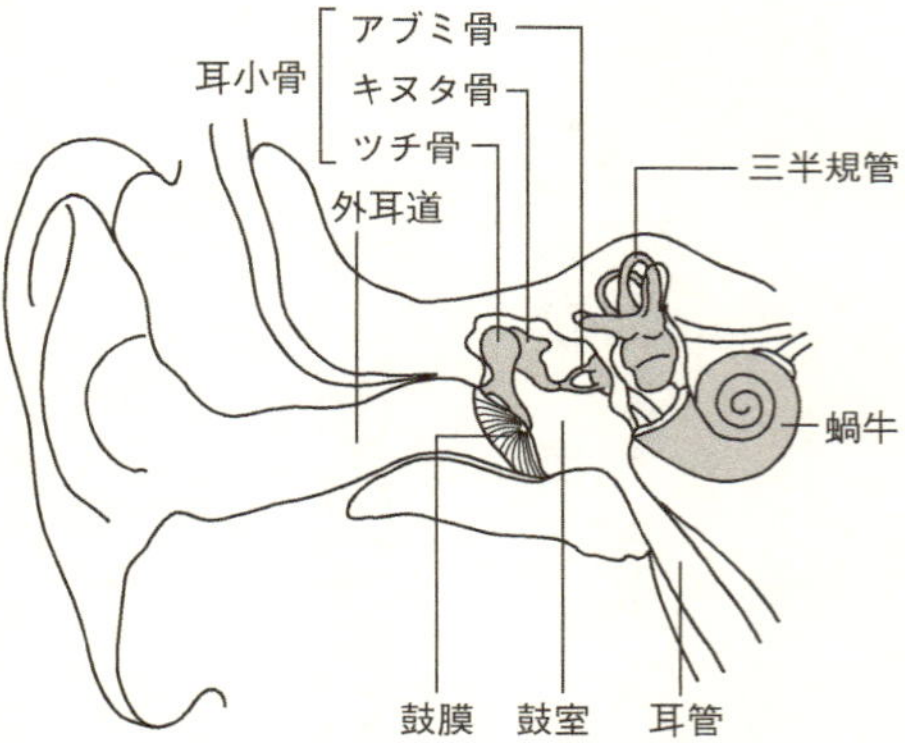

図2-1 ヒトの耳の構造

哺乳類の耳小骨は三つだが、両生類と爬虫類では、アブミ骨にあたる耳小柱《じしょうちゅう》一つしかない（36ページ図2-6参照）。あとの二つの骨は顎《あご》の関節を構成している。じつはこの二骨、さらにその前のサメ（軟骨魚類）の時代には顎そのものだったのである。

そもそも顎は四億年も前のサメの先祖に初めて登場した。それ以前の段階では頭の甲《かぶと》の下側に開いた穴から水底の餌を吸い込むだけで顎がなかった。口を開閉するには可動式の固い構造（顎）がいる。ではその顎はなにからできたのだろう。

魚の喉《のど》の脇にあるエラ穴（鰓孔《さいこう》）を支える軟骨は、アーチ形をしているところから鰓弓《さいきゅう》とよばれている。現生の無顎類のヤツメウナギには鰓弓がある（図2-2）。また古代魚の化石では顎の骨と鰓弓の形が一連のものにみえる。このことから前方の鰓弓の一対が顎に変わったというのが一つの考え方である。

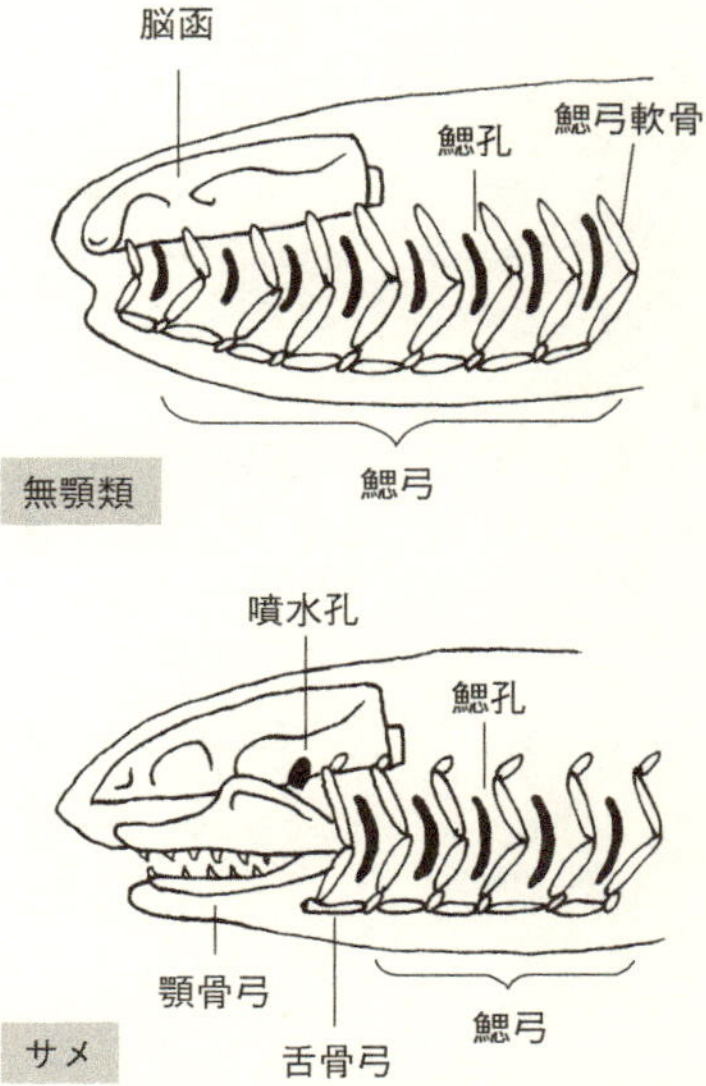

図2-2　顎の起源の模式図

サメの顎（顎骨弓）は、無顎類の一番前の鰓弓にあたる。

サメの顎に代表される鰓弓は、脊椎動物の進化の過程でもっとも大きく変貌した器官である。サメの顎は上下とも軟骨からできている（次ページ図2-3、43ページ写真2-3参照）。次の硬骨魚類の頭部では皮膚の下に新たに骨ができる。これを皮骨性骨化といい、結合組織の膜の中にできるので皮骨《ひこつ》とか膜骨《まっこつ》とよぶ。皮骨は軟骨性の顎の周囲にできる。

爬虫類の顎は複数の骨からできていて、そのほとんどは皮骨である。サメの顎をつくっていた軟骨は後に追いやられていく。爬虫類のうち哺乳類へと連なる系統は化石がよくみつかっていて、下顎を構成するたくさんの骨のうち歯の生えている歯骨だけがどんどん大きくなり、ほかの骨が後に追いやられて縮小退化していく様子をたどることができる。

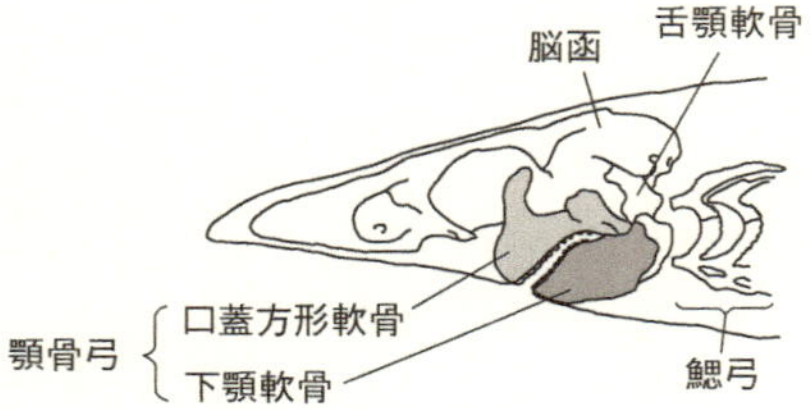

図2-3　サメの頭蓋
口蓋方形軟骨、下顎軟骨からなり、舌顎軟骨が上下顎と脳函をつなぐ。

先にのべたように、爬虫類の耳小柱は哺乳類のアブミ骨にあたる。ほかの二つは爬虫類で顎の関節をつくっていた骨で、上顎の方形骨《ほうけいこつ》はキヌタ骨に、下顎の関節骨はツチ骨になった（図2-4）。

五億年前の無顎類の鰓弓という呼吸器官は、やがて上下顎という捕食器となり、ついには哺乳類で耳小骨という聴覚器に変身したことになる。不要になったものを材料にして新たな機能をそなえていくという形態進化の好例である。

耳小骨はほんの数㎜の骨である。しかし立派に伝音機能を果たしており、いかに小さくとも痕跡器官とはいわない。にもかかわらずここに登場したのにはわけがある。

　ヒトの四週齢の胚子には顎の元になる顎骨弓《がっこつきゅう》が生じ、左右に軟骨の棒ができる。発見者にちなんでこれをメッケル軟骨という（図2-5）。メッケル軟骨は後端が骨化してツチ骨となり、残

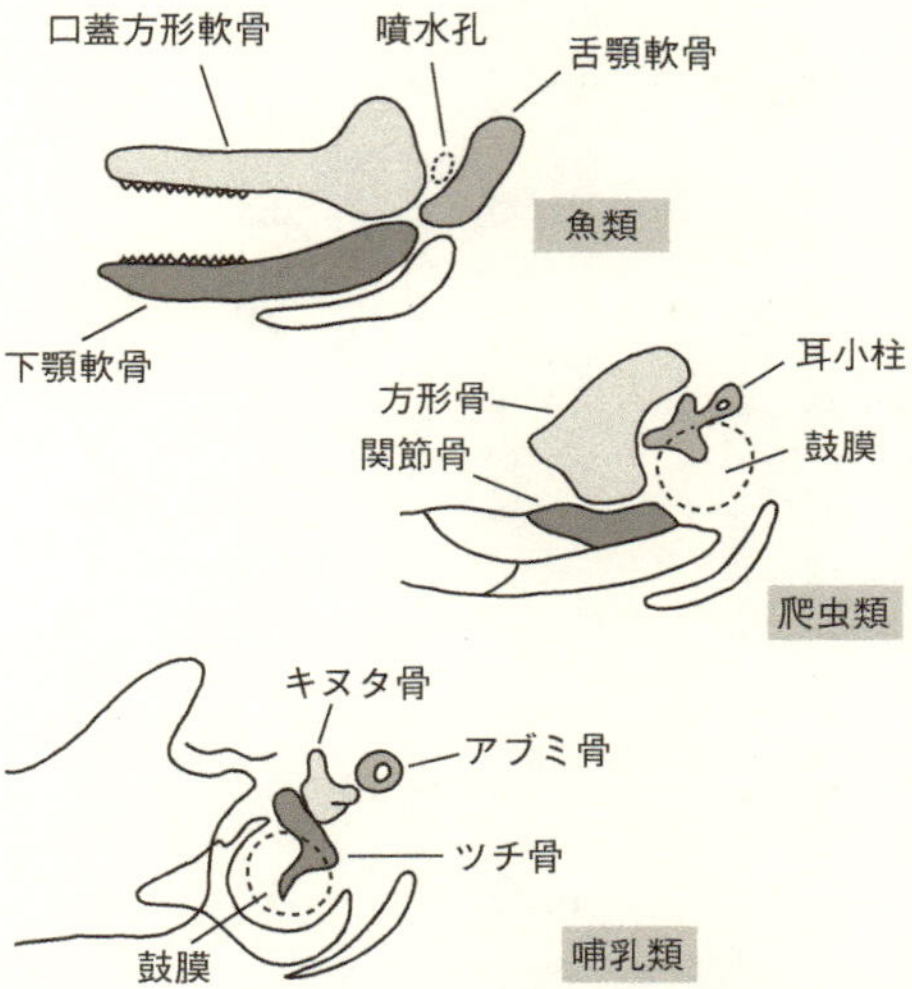

図2-4　サメの顎から耳小骨への進化
骨の名前は変わるが、それぞれの起源は同じ。

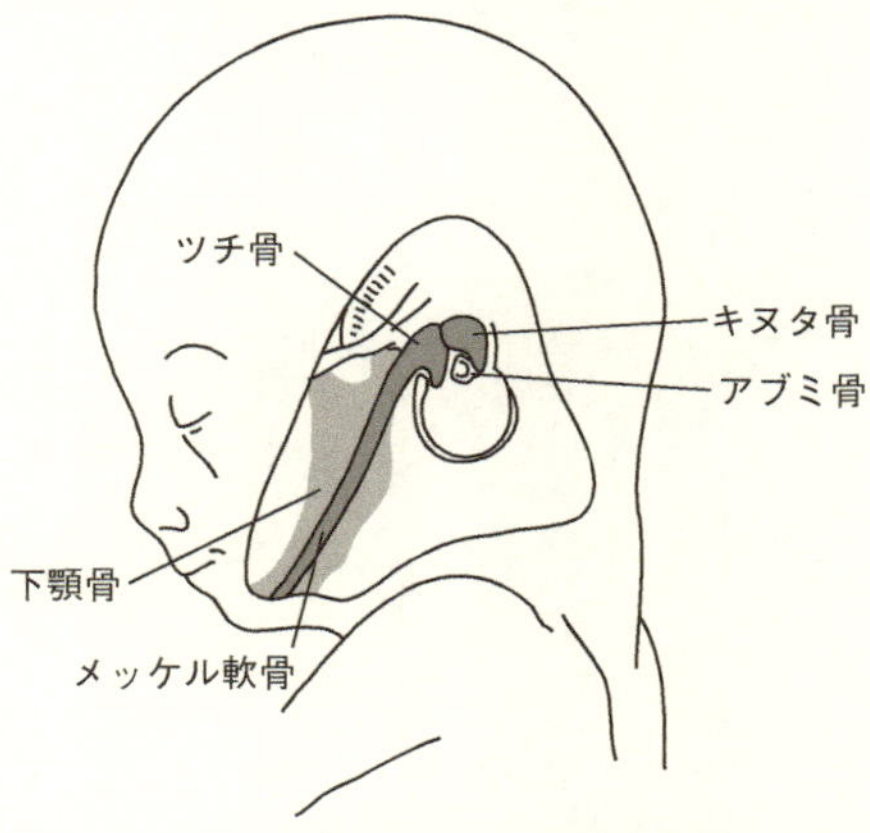

図2-5　ヒトの胎児のメッケル軟骨

りの大半は消えてしまう。つまりこれはサメの下顎軟骨と同じもので、四億年前のなごりがヒトの発生初期にもみられるということなのである。

2-2 耳の穴はエラの穴

飛行機が着陸態勢に入るとぐんぐんと高度を下げる。それにつれて耳がこもったような感じになり、聞こえが悪くなる。これは、外耳道の気圧が高くなっても鼓室《こしつ》では低いままだからである。こんなときはツバをひと飲みすると治る。喉と鼓室をつなぐ耳管《じかん》が広がって、鼓膜の内外の気圧が等しくなるからである（30ページ図2-1参照）。このように耳管は鼓室の気圧調節に不可欠である。

しかし、そもそも何で喉と耳がつながっているのだろう。魚には耳も鼓膜もない。じつは鼓室と喉をつなぐ耳管も上陸してお払い箱になった別の器官の廃物利用なのである。

魚類はエラ呼吸をしている。硬骨魚類ではエラをとおった水はまとめて大きなエラ蓋《ぶた》の後から排水する。軟骨魚類にはエラ蓋がなく、複数のエラ穴が体表にならんでいる。もっと原始的な顎のないヤツメウナギでは目の後に丸いエラ穴が七つならび、あわせて八つの目があるようにみえることから「八つ目」の名がついた。丸い胴体の脇に小さな丸いエラ穴が飛行機の窓のようにならぶ。窓は二重の透明板で仕切られているが、エラ穴は筒抜けでまわりの壁は柔らかい。そこでエラ穴とエラ穴のあいだの壁の中には鰓弓《さいきゅう》という丈夫な支柱がある。

　前節でみたように、軟骨魚類では鰓弓の一番前が顎になり、顎骨弓《がっこつきゅう》とよばれる。二番目は舌骨《ぜっこつ》弓《きゅう》とよばれ、上下顎を脳の入る狭義の頭蓋（脳函《のうかん》）とつなぐ役目を果たす。三番目以降が本来の呼吸用なので鰓弓とよばれる（31ページ図2-2参照）。

　さて鰓弓と鰓弓のあいだには、それぞれエラ穴が一つずつあいているので、顎骨弓と舌骨弓のあいだにも一番前のエラ穴（呼吸孔／噴水孔）がある。口が海底に接して水をとりこみにくいエイのような底生魚では、呼吸孔が大きく発達する。背面にある呼吸孔から水をとりいれ、腹面のエラ穴から排水する。水族館の水槽の底にいるエイをみていると、体はじっとしていても呼吸孔だけはしきりに開閉して、エラに水を送るポンプのはたらきをしていることがうかがえる。

　ふだんみかける魚（硬骨魚類）の頭はみな二重構造をしていて、表面はすべて板状の皮骨（皮《ひ》頭蓋《とうがい》）だが、深部は軟骨性骨からなる神経頭蓋（脳函）である。エラ蓋をつくる鰓蓋骨《さいがいこつ》も皮頭蓋の一部だ。マグロの兜焼きを食べつつ解剖すると、この様子がよくわかる。

　さて上陸するとエラもエラ蓋も呼吸孔も用がなくなる。しかしエラ蓋がはずれたあとの皮頭蓋の後上部には切れこみができ、そこに鼓膜がはる。エラもエラ蓋も消失したのに、一番前にあった咽頭に通じる呼吸孔だけはのこったことになる。ちなみにサメで脳函と顎骨弓をつないでいた舌顎軟骨《ぜつがくなんこつ》は、内外方向にむきを変えて内耳と体表の鼓膜とを連結するようになる。最初の耳小骨

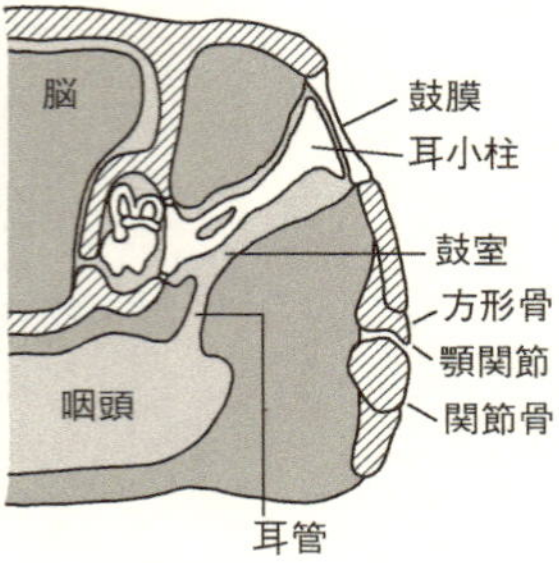

図2-6　両生類の咽頭の断面
耳管が咽頭と鼓室をつなぐ。

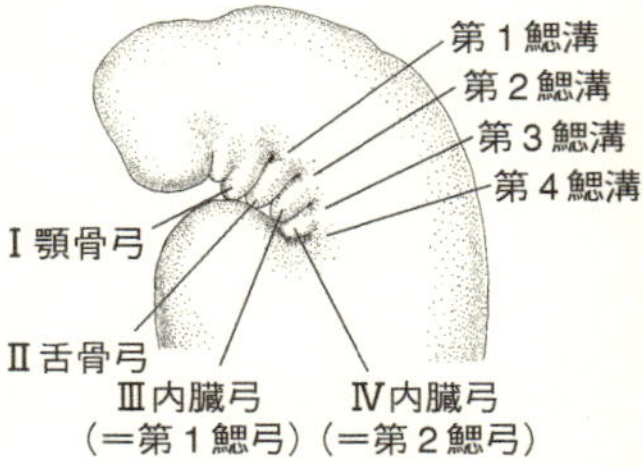

図2-7　ヒトの頸の発生
初期にはエラ穴にあたる鰓溝がならび、第1鰓溝が外耳孔となる。

（耳小柱）の誕生である。

個々のエラ穴の内側にある小部屋を鰓嚢《さいのう》といい、広い咽頭と接していた。飛行機の客室を咽頭とすると窓のくぼみが鰓嚢にあたる。呼吸孔の内部にあった第一鰓嚢は、神経頭蓋が大きくなるにつれて縮小して鼓室となり、咽頭とのあいだは細くくびれて耳管《じかん》となったのである（図2-6）。

なお、カエルなど両生類やトカゲなど爬虫類の鼓膜は体表にあるが、哺乳類では外耳道ができて体表には耳の穴（外耳孔）しかみえなくなる。つまり、いまでは音のとりいれ口となっている耳の穴は、かつては新鮮な水をとりこむ呼吸孔であり、その前は、じっさいにエラ呼吸をする一番前のエラ穴だったのだ。

要するに頸《くび》というのは上陸してエラ蓋がはずれてできたくびれで、元はといえば両側にエラ穴があいていた場所である。じっさい胎児のときには片側で四つのエラ穴がある（図2-7）。ごくまれに第二の穴か耳、あるいはその両方をもつ人が生まれる。これらが閉じそこなうと、頚瘻《けいろう》といって、口から飲んだ飲み物がその穴からしたたり落ちてしまう。魚類のエラ穴への先祖返りとみられる。

2-3 魚の心臓のなごり

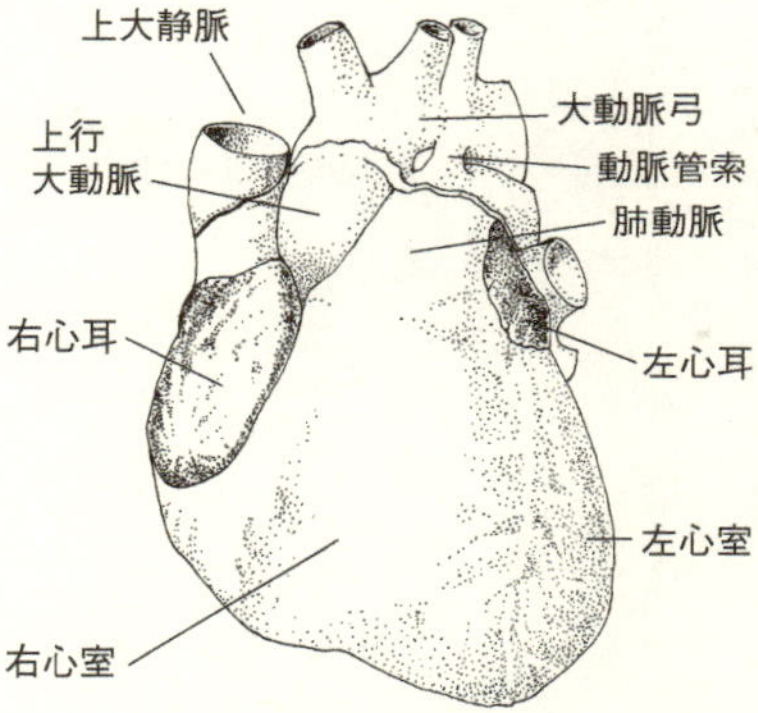

図2-8　心臓の外観
心膜を開いて前からみたところ。

心臓は胸のほぼ左右中心（正中）にある。よく「こぶし大」といわれるが、大きさは人によりまちまちだし、形も決して「ハート形」ではない。また、色も「真っ赤なハート」は中を流れる血潮の象徴にすぎず、じっさいは脂肪で黄色みがかっている。全体が白っぽくみえる中で二ヵ所黒ずんだところがある。心臓本体からちょっと張りだしているので心耳《しんじ》とよばれる。心臓が傾き、左にねじれていることから、右心耳のほうがめだつ（図2-8）。この心耳も進化の過程で小さくなった退化器官の一つである。

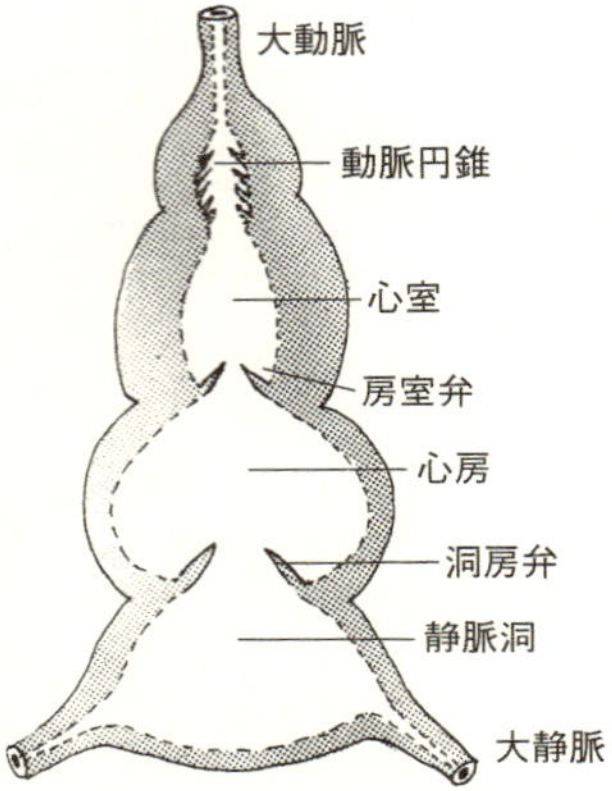

図2-9　心臓の原型
もとは出口に弁のついた4つのふくらみからなる。

心臓は血液を循環させるポンプである。ポンプは容量が変わり、逆流を防ぐ弁のついた容器である。とすると出入り口に弁のあるゴム製の球が基本形となる。魚類の心臓はこの基本形に近く、一心房一心室である。実際は心房の手前に静脈洞があり、体の後方からもどる複数の静脈がそこにそそぐ。また心室の先は筋肉性で、中に多くの弁がある。つまり各出口に弁のついた先細りの四連球構造をしている（図2-9）。この四つの部屋が、順にリズミカルに収縮することで血液を送り出す。心臓は一方向に血液を流すポンプで、出入りの血管が前に集まり、心室の先でとがった独特な形になる。

哺乳類の心臓は二心房二心室の四部屋からなる（図2-10）。複雑にみえるが、心房にもどってきた血液が心室から出ていくという基本がわかれば、二組のポンプが左右に並んでいるだけだと理解できる。左心室を出て大動脈から全身をまわり、大静脈から右心房にもどるのが体循環、右心室から肺動脈をへて肺にいき、肺静脈から左心房にもどるのが肺循環である。

体循環にしろ肺循環にしろ、心室は収縮して動脈に血液を送り出す部屋なので筋質で壁が厚い。いっぽう、心房は静脈からもどってきた血液のたまり場で、心室にくらべて壁が薄くなめらかである。

左心室は大動脈につながって全身に血液を送り出すので血圧が高い。これに対して右心室は肺動脈につながって肺にいくので、血圧が高いと肺から血がふきだしてしまう。このため左心室の壁は右心室の何倍も厚く、断面は円形となるが、右心室は左心室の表面にへばりつくように三日月形をしている。

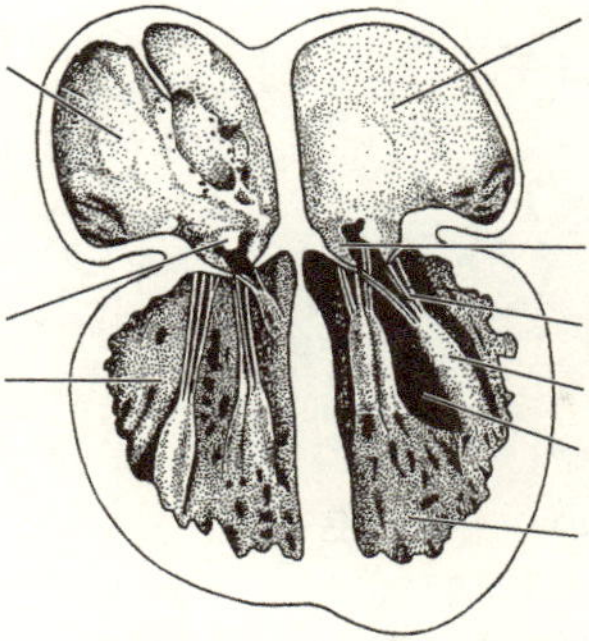

図2-10　心臓の内部

心室には肉柱があり、そこからのびた腱索で弁がうらがえるのを防いでいる。

心室の内面は多数の肉柱でおおわれている。心房と心室の間には逆流防止に重要な房室弁がある。左側の房室弁の弁膜は二枚で、その形から僧帽弁《そうぼうべん》ともいう。右では弁膜が三枚で三尖弁《さんせんべん》ともいう。弁膜の縁は絶対に反転しないように、パラシュートのようにひも（腱《けん》索《さく》）によって肉柱の一部（乳頭筋《にゅうとうきん》）とつながっている（図2-10）。

かつての心房は心室と同じような肉柱構造をしていた。魚類から両生類になって肺循環がはじまると血流量も増え、かつての静脈洞が心房に取りこまれるよう

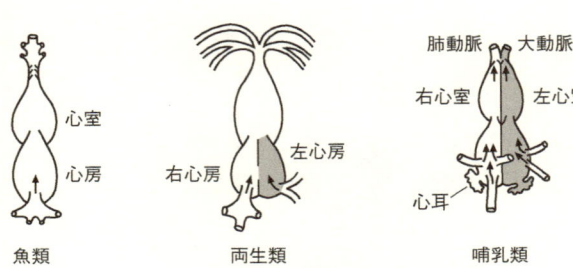

図2-11　心臓の進化

魚類の１心房１心室から両生類の２心房１心室をへて、哺乳類の２心房２心室となる。グレー部分は動脈血。

になった。やがて旧心房は、母屋をのっとられるように旧静脈洞主体の心房にとって代わられ、出窓のような付属物となり果てた。これが心耳の正体である。表面から黒ずんでみえるのは、内面の肉柱構造のなごりが薄くなった壁からすけていたのである。

心臓の部屋数は、魚類で一心房一心室、両生類から二心房一心室、ワニや鳥、哺乳類で二心房二心室と増えてきた（図2-11）。

この進化は部屋を建てましたのではなく、もとの部屋に間仕切りをしただけである。両生類となって新たに肺循環ができたことにより、肺からもどってきた肺静脈がまず静脈洞に脇からそそいで、間仕切りができる。やがてそこが肥大して新たな心房となる。一方で、肺にいく動脈が大動脈と別系統であることから、太い血管の真ん中にらせんヒダという仕切りができ、やがて爬虫類ではその仕切りが心室におよんで心室中隔となる。この最初の段階にいまもとどまっているの

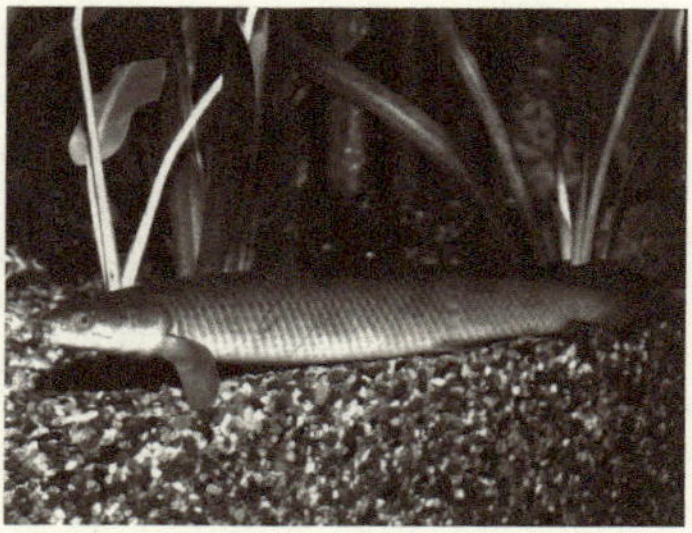

写真2-2　ポリプテルスの仲間

写真提供／鳥羽水族館

が、古生代型魚類のポリプテルス（写真2-2）、つぎの心房中隔の段階にいるのが肺魚である。

心臓は奇形の多い臓器でもある。これは魚類から四足動物へという脊椎動物進化の過程で、水生から陸生生活へと移行したことにともなってエラ呼吸から肺呼吸に大転換し、体循環に肺循環がつけくわわったことによる影響が大きい。ヒトにみられるいくつかの心臓奇形はポリプテルス段階や肺魚段階にあたる。奇形というのは単なる「奇妙な形」ではなく、私たちの体がたどってきた五億年の進化の歴史の証人でもあるのだ。

2-4　口の中のサメ肌

ザラついた肌のことをサメ肌というが、本物のサメにさわったことがある人はそうザラにはいないだろう。

サメの皮がザラザラなのは小さな鱗の一つずつに歯のような突起があるからだ。これをその形から楯鱗《じゅんりん》（皮歯《ひし》）という（次ページ図2-12）。楯鱗を顕微鏡でのぞくと、象牙質の表面をエナメル質がおおっており、大きさはちがっても歯とそっくりなことがわかる。このことから歯は、も

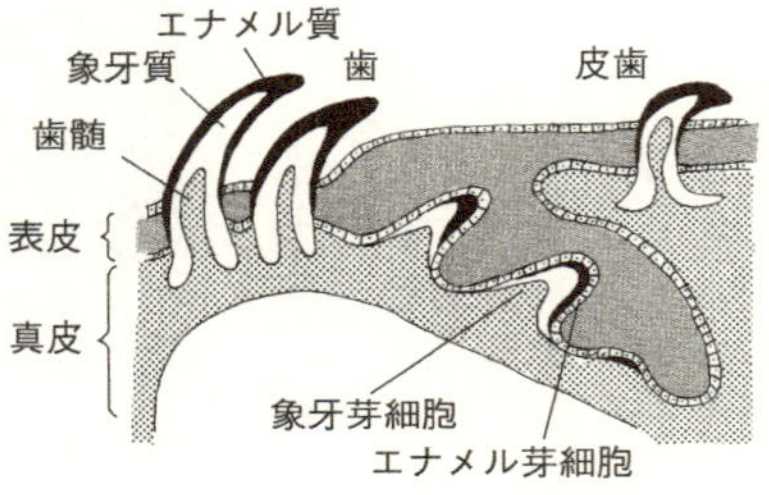

図2-12　歯の起源
体表の皮歯が顎のまわりで拡大して歯となる。皮歯も歯も組織構造はまったく同じである。

ともと体表全体をおおっていた楯鱗のうち、顎ができたときに口のまわりにあったものが拡大し、やがて顎の骨に根を下ろしたものだと考えられている。

髪の毛も爪も表皮が変わってできたものである。これらは新陳代謝が活発で、フケが落ちるようにたえず更新する性質がある。歯も同様で、抜けるとすぐに生え変わるのが本来の姿である。じっさい魚類から爬虫類までは、何度でも代わりの歯（代生歯《だいせいし》）が生えてくる（多《た》生歯《せいし》性《せい》）。これに対して私たちヒトの歯は、子供のときの乳歯から大人の永久歯に一度しか生え変わらない（二《に》生《せい》歯性）。哺乳類の中には歯クジラのように、一度も生え変わらないものさえいる（一生《いっせい》歯性）。

歯の生え変わり方にもいくつかのタイプがある。大半はヒトと同じように歯が抜けたあと、同じ場所に下から生えてくる（垂直交換）。ところがサメの場合は、代生歯が顎の内面に何枚も折り重なって待機している（写真2-3）。歯列の一ヵ所が脱落すると、寝ていたいちばん上の歯が反転して顎の上に立ち上がる。

ゾウや海牛類のマナティでは代生歯が後から前に出てくる。マナティでは七〜八本の小さい臼

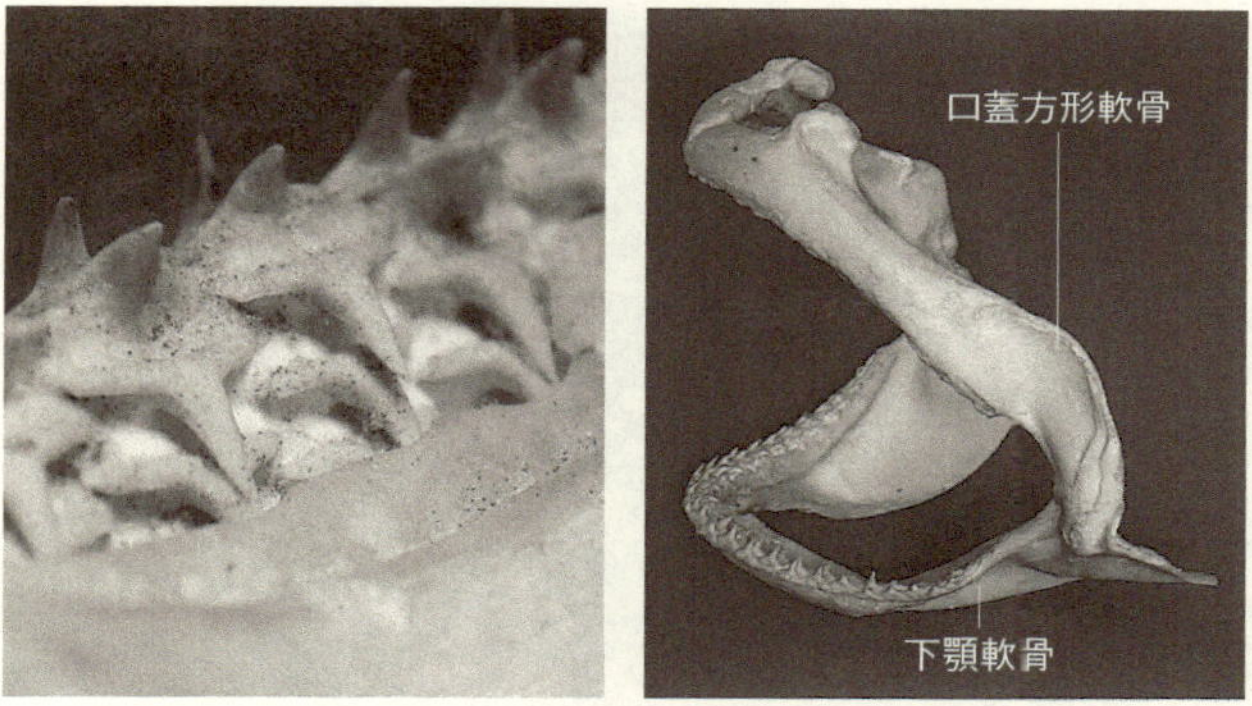

写真2-3　ネズミザメの顎の軟骨と代生歯

歯がならび、すり減った歯は歯列の前端から抜けおち、新しい歯は後端でつくられる。ゾウの臼歯は大きく、子象時代をのぞくと片顎には上下一本ずつしか生えない。やはり前の方の減り方がはげしく、新しい歯は後から生えてくる。

　では、一本を使い終えて次の歯が生えてくるまではどうするのか。心配ご無用。マナティもゾウも、臼歯はたえず少しずつ前に移動している。したがって生え変わる時期のゾウには片方の顎に前後二本の歯がみられる。

　歯が顎につく様式もいくつかある（次ページ図2-13）。多くの魚やヘビでは、軟骨または骨のうえに線維で結合をしている端生《たんせい》である。爬虫類のトカゲなどの側生《そくせい》では歯の外側に骨の壁がいくらか立ち上がり、歯の側面へと付着面積を増やす。

　さらに進んだ槽生《そうせい》では、歯のつけ根の周囲を骨がとり

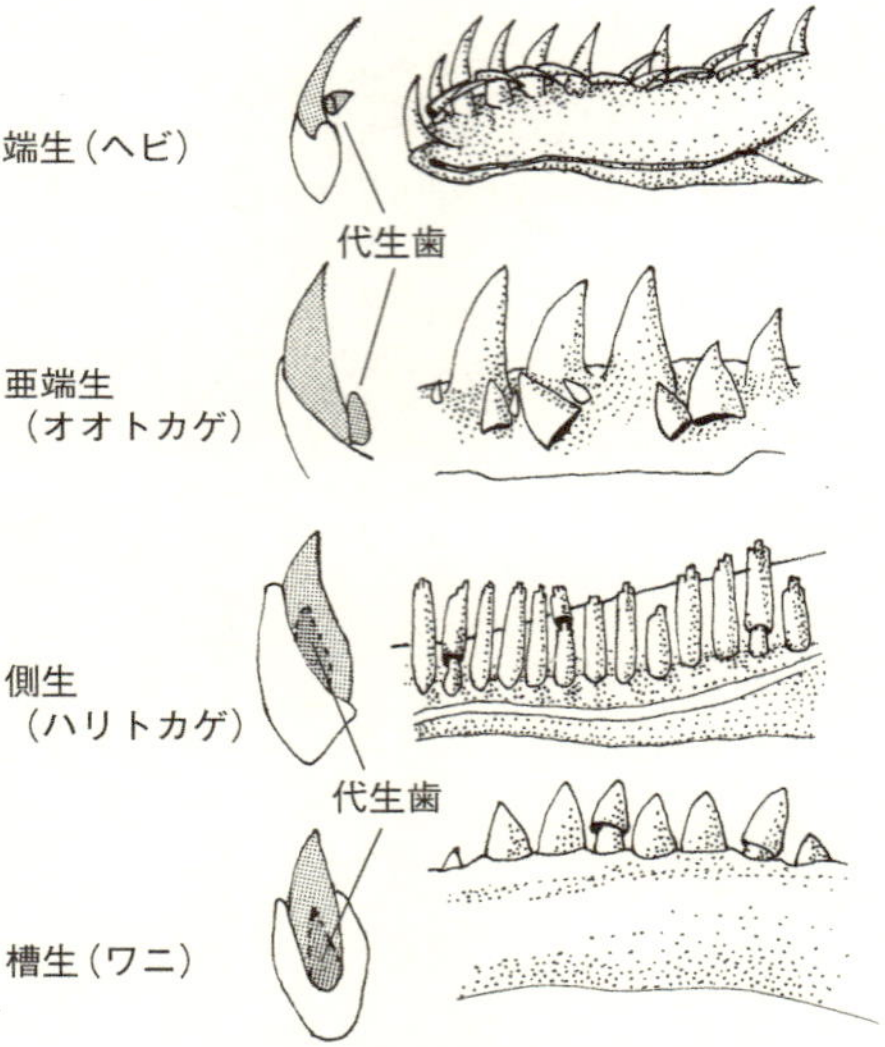

図2-13　歯の付着様式

進化するにつれ骨が歯の頬側から舌側に広がり、端生から側生、槽生へと変わっていく。

囲み、骨の穴の中にスッポリと歯がおさまる。ワニや恐竜、哺乳類にみられ、私たちの歯も同じである。とはいえ硬い骨と歯がじかにつながっているわけではない。あいだには歯根膜という軟組織がつまっていて、歯にかかる衝撃を和らげている。

魚から爬虫類までの歯は、ふつう単純な円錐形をしている。私たちの臼歯のかみあわせ面には凹凸があるが、この凸の部分を咬頭《こうとう》という。円錐歯は咬頭が一つなので単咬頭歯ともいう。歯はもともと顎の縁にならんで獲物にかみついて逃がさないようにつかわれた。このため歯の生える場所は上下でたがいちがいである（図2-14）。

単弓類では哺乳類に進化する過程で、とくに犬歯より後の歯の形が大きく変わって、いくつかの咬頭をもつ臼歯となった。単咬頭歯から多咬頭歯への進化は次のように説明されている。まず大きな主咬頭の前後に小さな結節ができる。上顎歯《じょうがくし》ではこの二つの結節が外側に、下顎では内側にまわりこんで三角形の三咬頭歯となる。この段階ではまだ上下の歯はたがいちがいだが、下顎

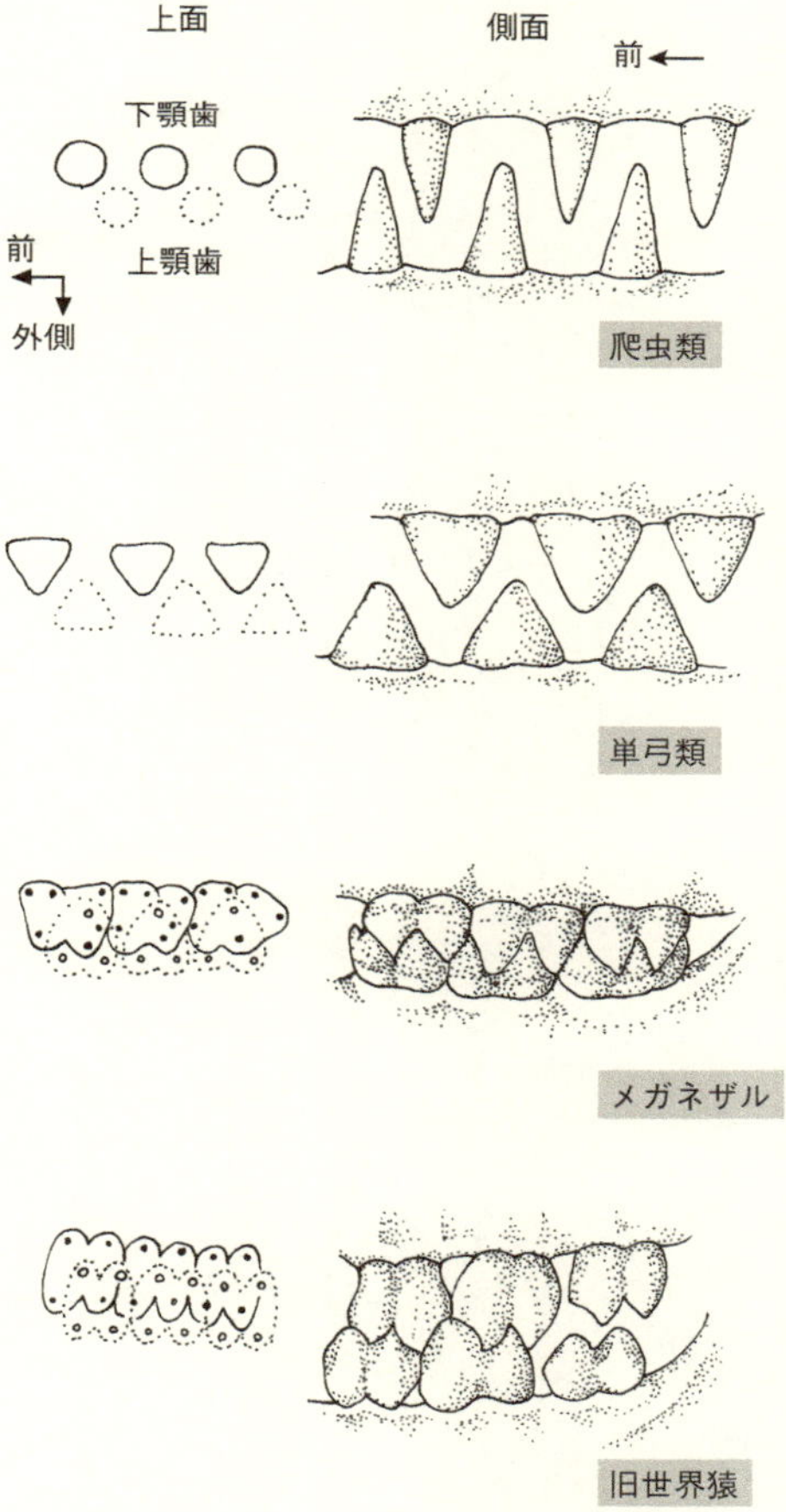

図2-14　咬頭の分化

下顎臼歯（上面図実線）の後に棚状のでっぱりができ、上顎歯（点線）の咬頭（○）を受けるようになると、咀嚼がはじまる。

歯が低い突起を棚状に後方にのばすと、杵にあたる上顎の咬頭を臼にあたる下顎のでっぱりがうけて、咀嚼《そしやく》できるようになる。

咀嚼とは臼歯で食物を細かくかみ砕き、すり潰すことである。食物の表面積が増すので唾液との接触面積も増え、丸呑みにくらべて消化効率がよい。恒温動物は変温動物にくらべて一〇倍も多くのエネルギー（食物）を必要とする。咀嚼という口腔内消化をすると、胃や腸に送られる食物の消化時間が短縮できる。咀嚼という効率のよい消化法は哺乳類の恒温性の基礎となった。

丸呑みのときの歯の役割は捕らえて逃がさないためのものなので、何本か欠けても問題はない。ところが咀嚼では杵と臼のようにペアとなって働く必要があるので、相手がいないと意味がない。そこで生え変わりの回数も一度だけに減少したとされている。多生歯性から二生歯性への進化、つまり代生歯の数の退化は哺乳類の大きな特徴のひとつである。

第３章

哺乳類から

二億年前から

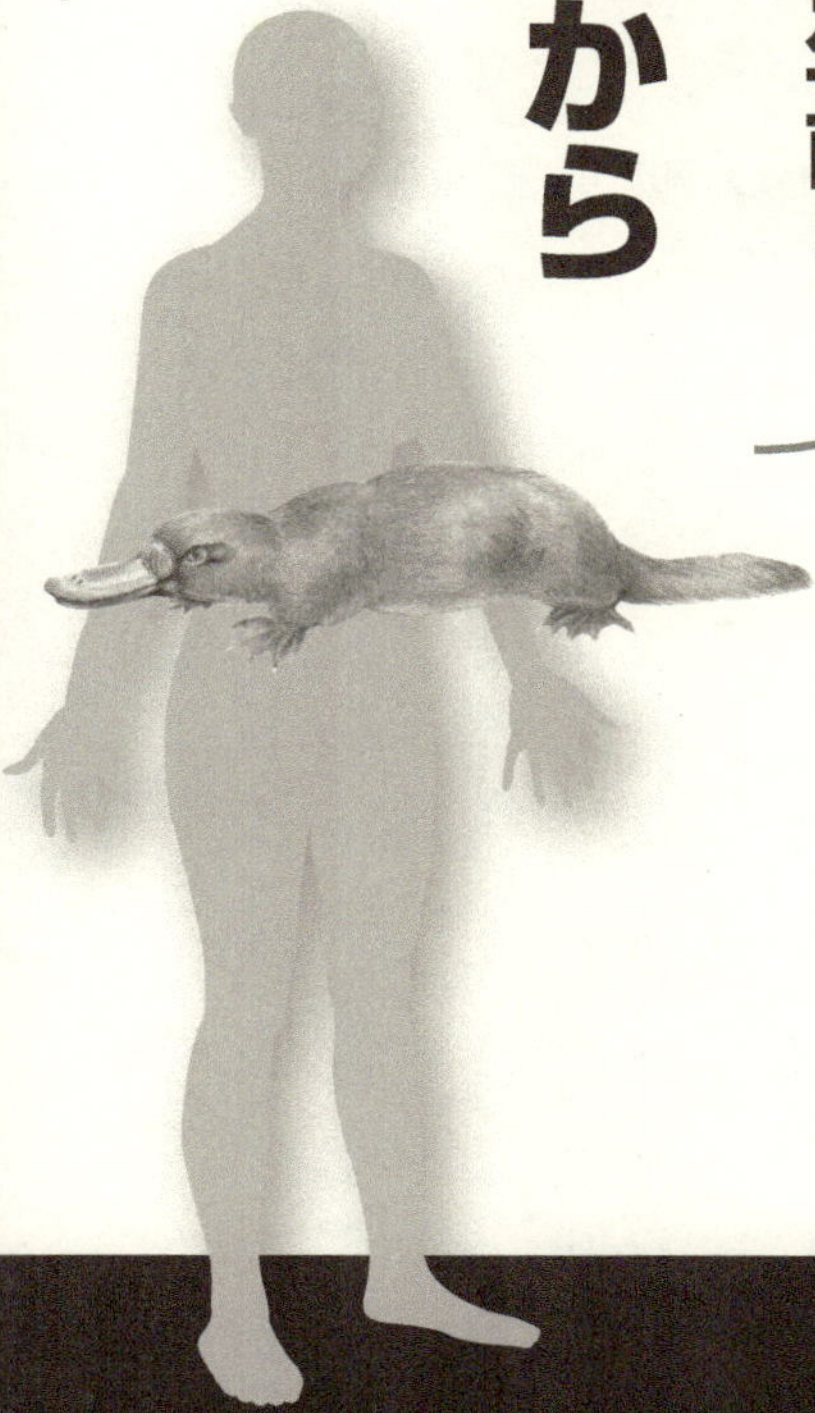

3-1 エラ呼吸のなごり

医学部の解剖学実習では毎年三〇体近くのご遺体が解剖に供される。二〇年以上も続けていてたった一度だけ、胎児の心臓のまま九〇歳以上の天寿を全うした方に出会って驚いたことがある。心房中隔に直径一〇㎜の卵形の窓（卵円孔《らんえんこう》）が開いていたのだ（図3-1）。卵円孔は胎児の心臓の特徴であり、また魚類時代のエラ呼吸のなごりでもある。

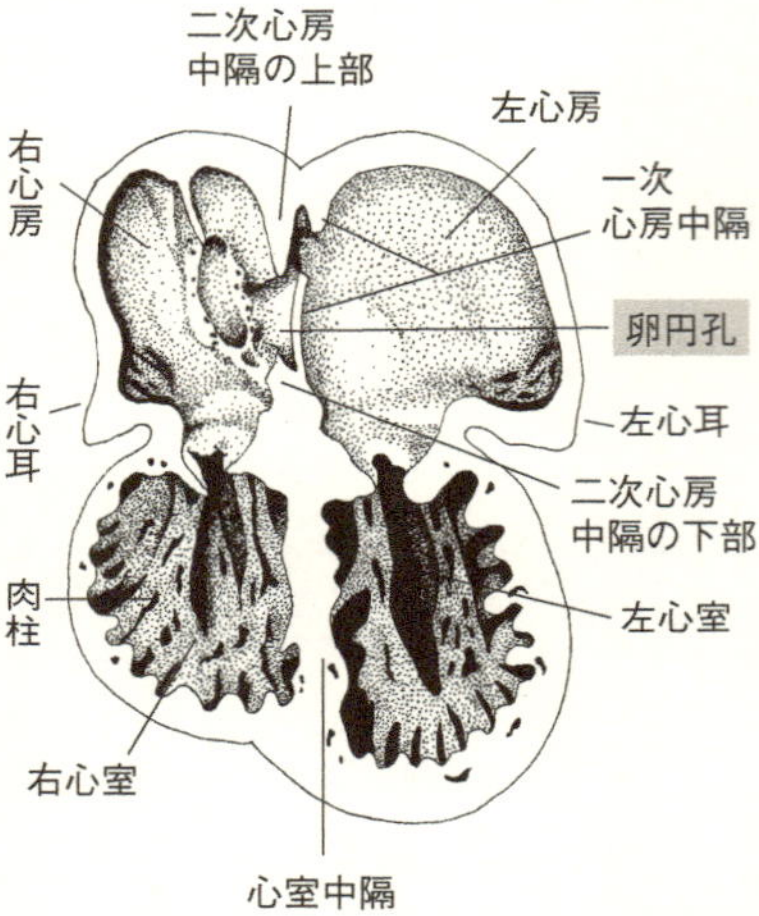

図3-1　胎生3ヵ月の心臓の内部
心房中隔に卵円孔が開いている。

子宮の中で羊水に浮かんでいる胎児では肺はしぼんだままである。酸素は母体の胎盤から供給される。胎児の血管はヘソを介して胎盤につながっている（図3-2）。ヘソから胎児にもどる臍静脈《さいじょうみゃく》の酸素に富む血液（動脈血）は右心房に流れこむ。大人では、右心房にもどった静脈血は右心室から肺動脈をへて肺へむかう。ところが胎児の血は肺にいってもまだ開店前で酸素をもらえないので意味がない。そこで血液は、右心房から卵円孔をとおって、左心房に移り、左心室から大動脈をへて全身にいく。
卵円孔からは下大静脈と上大静脈にかけてヒダがのびている。これはかつて静脈洞と心房の境にあった二枚の洞房弁《どうぼうべん》（38ページ図2-9参照）のなごりで、これらのヒダのおかげで右心房の血液は左心房に流れやすくなっている。

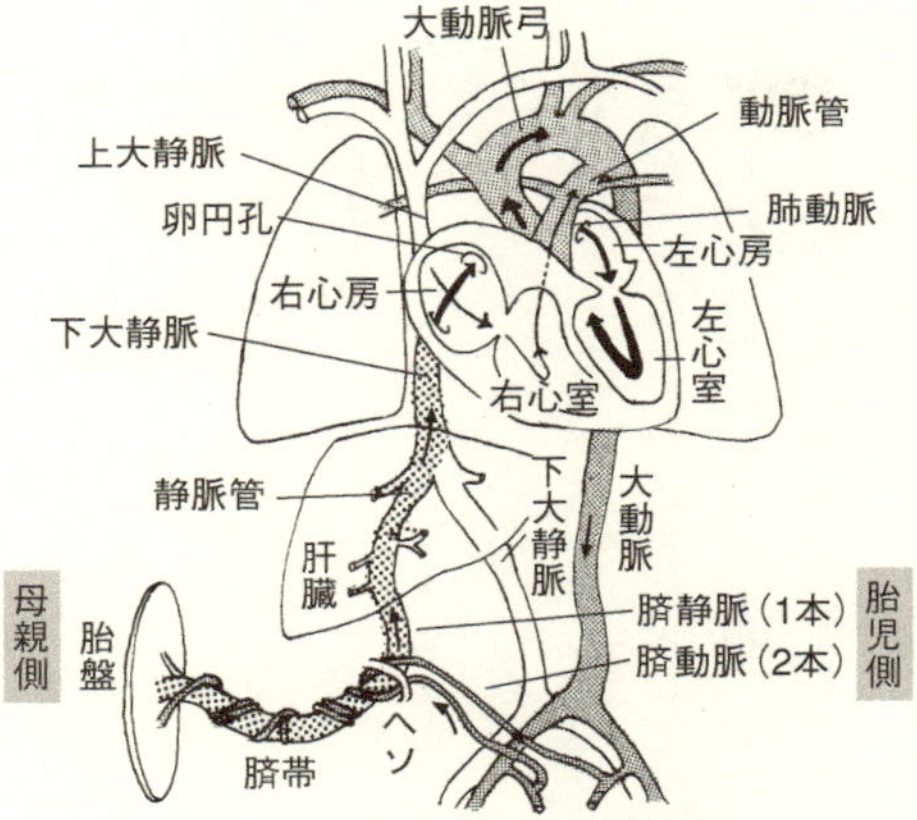

図3-2　胎児の血液循環

胎児はガス交換も胎盤でおこなうので、肺にいく血管はまだ機能しない。

それでも卵円孔に入りきれずに右心室から肺動脈にまわった血液はそこから肺へはいかず、動脈管という近道をとおって、じかに大動脈にいく。こうして大人では右心室→肺動脈→肺→肺静脈→左心房という肺循環のバイパスが、胎児では卵円孔と動脈管という近道によってできる。

オギャーと産声を上げると同時に肺は一気にふくらんで肺循環がはじまる。まもなく臍《さい》動静脈は血流がとまってしぼみ、ヘソの緒がはずれる。血が流れなくなった臍静脈はヘソの裏側から肝臓のあいだを縦に走る痕跡となる。静脈管、動脈管、臍動脈も同じように痕跡となる。卵円孔もふつう生後一週間ほどで薄い膜によって仕切られる。したがってこれら五ヵ所の胎児の循環の特徴だったもののなごりはすべて痕跡器官である。

この卵円孔が閉じなかったり、動脈管が開きっぱなしだったりすると、二酸化炭素に富む静脈血が動脈血に混じってしまうので、活発な運動ができなかったり、十分な成長ができなかったりするという。先ほどのご老人はそのような状態の心臓で長生きされたのだ。

ところで心臓から出てすぐの大動脈弓や肺動脈は、魚の時代にはエラにいく鰓弓動脈だった。発生過程をみると鰓弓動脈の退化の様子がわかる。図3-3に示したのは魚でいうと背開きした鰓弓動脈を腹側からみたところである。心臓（図では省略）から正中を上に流れ、六対のエラのあいだを背側にあがって前後にわかれ、体の後にまわってから左右の大動脈が合流するのが基本型である。

35ページでみたように、第一、第二鰓弓動脈は鰓弓が顎骨弓と舌骨弓になるためごく早期に消えてしまう（図中白ぬき）。第三鰓弓動脈は頭にいく総頚《そうけい》動脈に、第四鰓弓動脈は前肢にいく鎖《さ》骨下《こっか》動脈になる。第五は消えて、最後の第六鰓弓動脈の基部が肺動脈になる。左の第六鰓弓動脈のつけ根はもともと大動脈とつながっており、胎生期にはそこだけが動脈管として残り、バイパス機能を果たしていたことになる。

両生類や爬虫類では左右の第四鰓弓動脈がのこって大動脈弓をつくり、正中の大動脈に合流するのでハート形になる。これに対して鳥では右側だけ、哺乳類では左側だけがのこる。このため

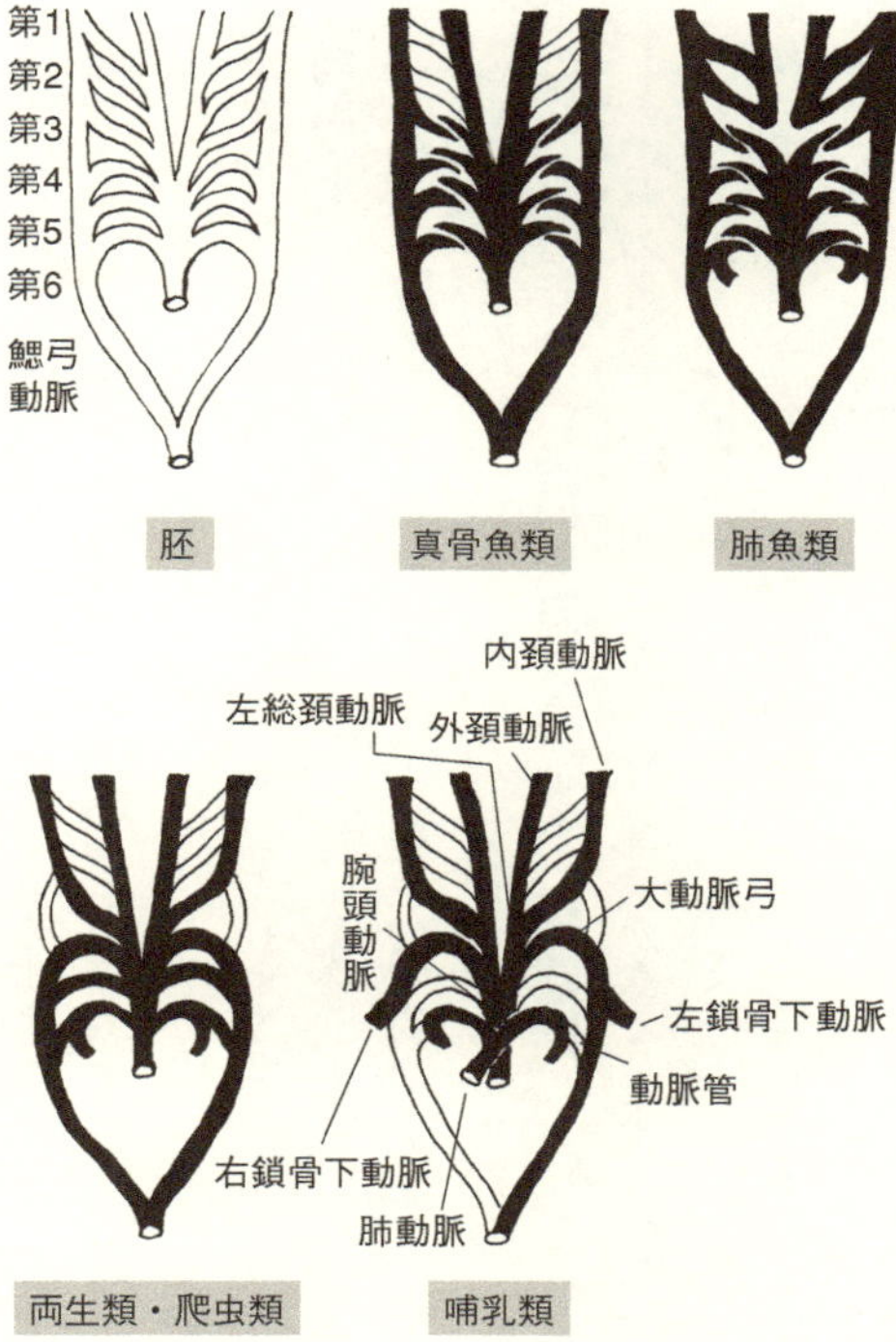

図３－３　大動脈弓の発生

哺乳類では左の第４鰓弓動脈が大動脈弓となり、第６鰓弓動脈が肺動脈となる。このため左右非対称で、右側だけに腕頭動脈がみられる。

ヒトの大動脈も非対称で、右側だけ腕頭《わんとう》動脈ができて鎖骨下動脈と総頸動脈に枝わかれする。左の鎖骨下動脈と総頸動脈は、それぞれ大動脈弓からわかれる。

ヒトの大動脈は心臓を出てからいったん上にあがり、大動脈弓という円弧を後むきに描いてから下がるステッキのような形をとる。こんな迂回をするのも腹側の心臓から鰓弓動脈をへて背側《はいそく》大動脈へというエラ呼吸時代のなごりだ。大動脈弓のアーチはもともとエラのあった場所である。合理的に酸素を運ぶ循環系でも系統発生的制約からは逃れられないのである。

3-2 頭のてっぺんにトカゲの眼——松果体

ヒトの脳の奥深くには上下にふくれた部位がある。下にふくれるのは下垂体、上にふくれるのは、形がマツカサに似ていることから松果体《しょうかたい》と名づけられた（図3-4）。松果体は腺組織をもつので松果腺ともいわれる。松果体はメラトニンというホルモンを分泌する。分泌量はほぼ一日周期で増減し、その周期を概日リズム、このはたらきを体内時計という。松果体は早くから解剖学者の注意を引いていて、哲学者のデカルト（一五九六〜一六五〇年）はここを精神の座とみなした。しかし比較解剖学からいえば、これは「トカゲの眼」なのである。

高さ三〇mにもなるシダの大木が生い茂る鬱蒼《うっそう》としたジャングル。あたりは昼間でも薄暗くムッとした空気がただよっている。花も咲いていなければ鳥のさえずりも聞こえない殺風景の中を、ときおりみかけるものといえば、体長三五cm、羽のさしわたし七五cmはあろうかというお化けトンボに、一〇cmもあるゴキブリ。流れに目をやると三つ目の両生類がじっとこちらを見上げている。——これが三億五〇〇〇万年前の石炭紀の風景である。

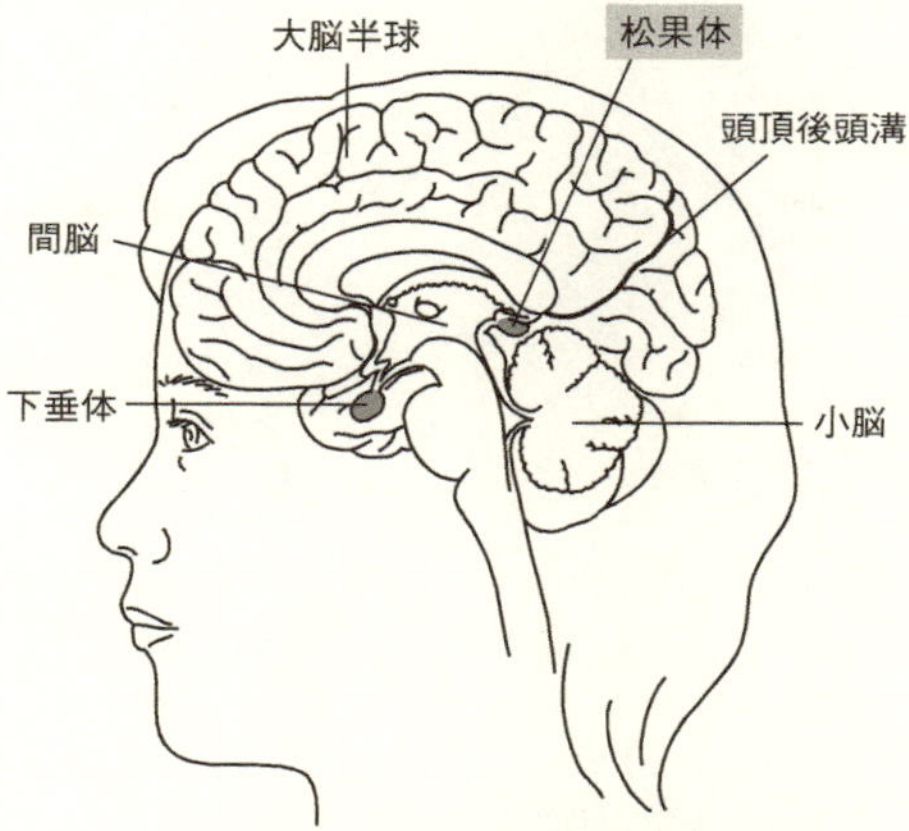

図3-4　ヒトの脳の正中断面

間脳からは上に松果体、下に下垂体がふくれだす。

三つ目ときけば三つ目小僧など想像上の化け物と思うだろう。しかし眼の数は二つと決まっているわけではない。ヒトの顔や身近な獣や鳥たちの眼がどれも二つのために、それがあたりまえと思っているにすぎない。本当は私たちヒトをふくめて脊椎動物の眼はもともと二対四個あったのだ。

脊椎動物の視覚器の原型は原索動物のナメクジウオ（26ページ写真1-1参照）の光覚器官に求められる。それは神経管の中心をとおる管の腹側にそった色素細胞と光細胞のセットである。小型で半透明のナメクジウオは体全体で光の明暗を感知している。

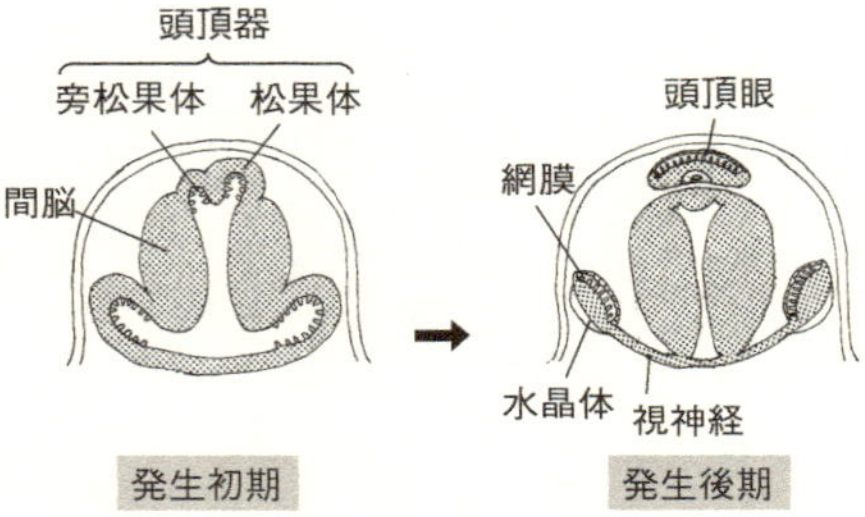

図3－5　ヤツメウナギの眼の発生
頭頂に１対の突出がある（横断面）。

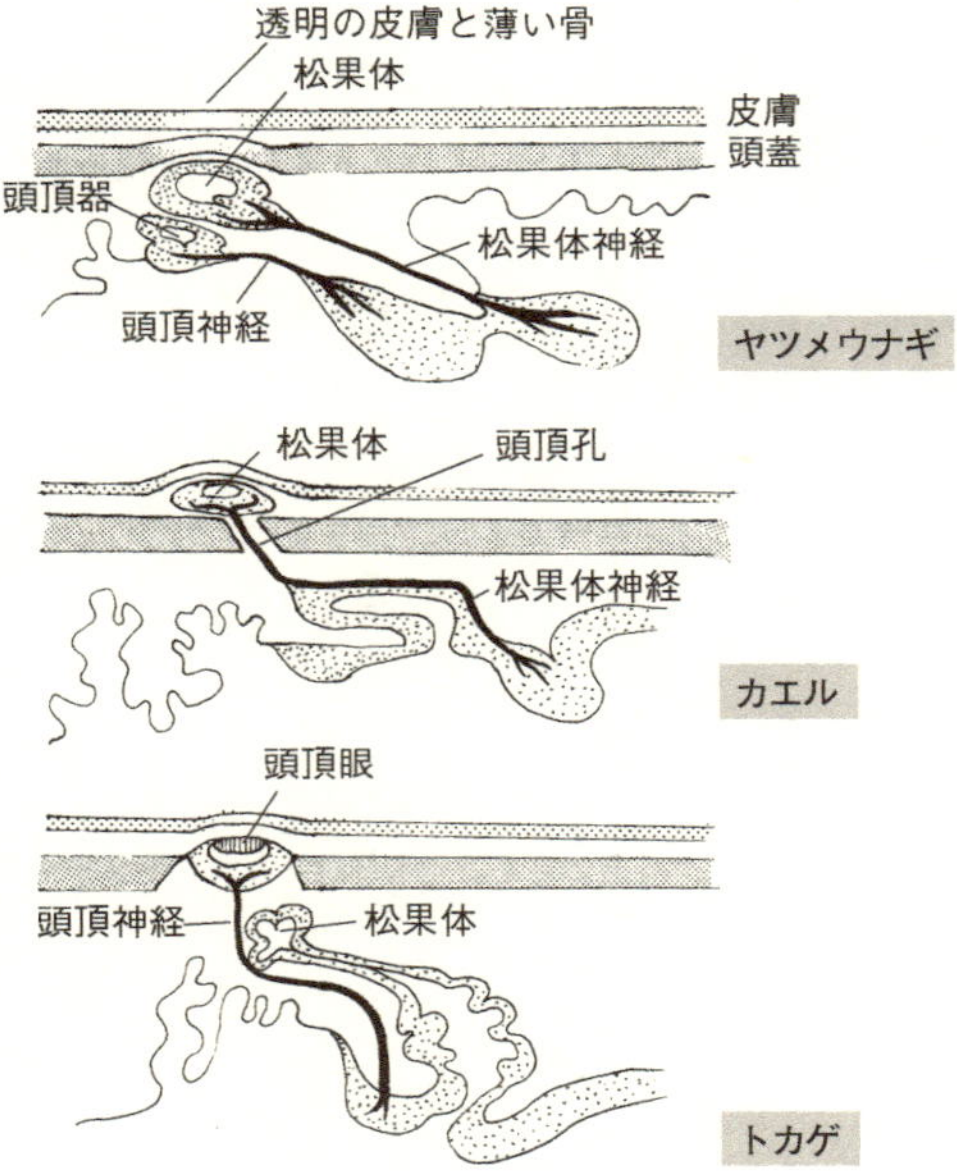

図３－６　頭頂眼の縦断模式図

脊椎動物になると神経管の前端がふくらんで脳になる。この時にそれまで体の全長に散らばっていた光覚器官が頭のてっぺんと両側に集中することになる。現生でもっとも原始的な脊椎動物の円口類では間脳の背面がふくれ出す。これが眼のような構造をもつ頭頂器官である（図3－5）。

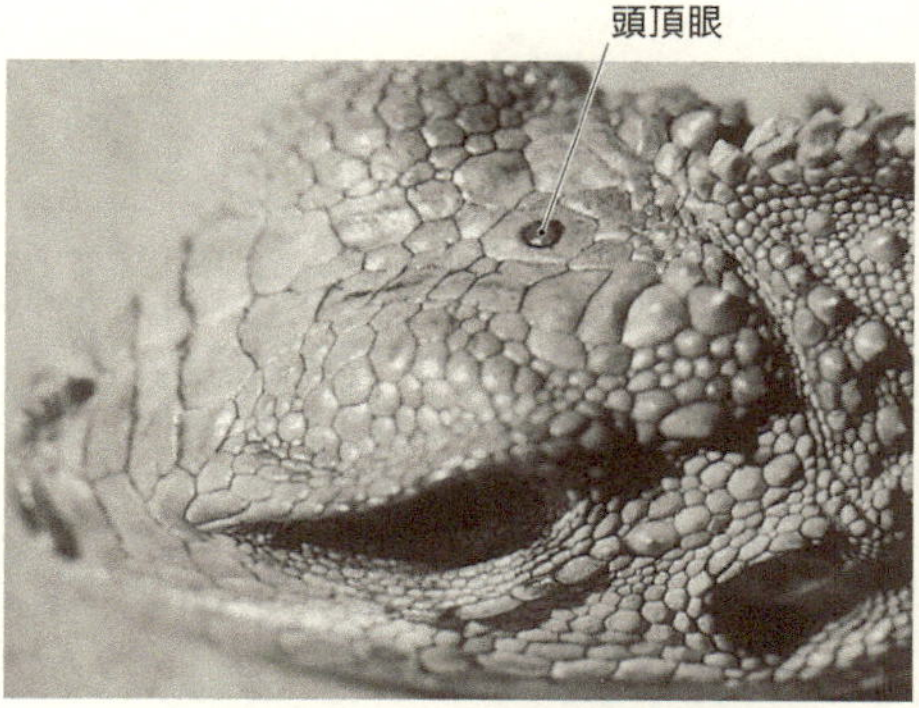

写真3-1　イグアナの頭頂眼

ヤツメウナギでは二つの頭頂器が前後にならぶ。前方の頭頂眼（旁松果体眼《ぼうしょうかたいがん》）の神経は左側、後方の松果体眼は右側から発生するので、もともとこの二つは左右にあった可能性が高い。ただし、この段階の眼は光のくる方向しかわからない。

ヤツメウナギの頭のてっぺんには白い斑点があり、これが第三の眼、頭頂眼（正中眼《せいちゅうがん》）である（図3-6）。正中眼のある部分は組織が無色透明で、骨も薄いか頭頂孔という穴があいている。このため化石でも頭頂孔があれば正中眼をもっていたと推測できる。おそらくこれらの動物は水底に生きる不活発な動物で、頭のてっぺんの正中眼で上から襲ってくる敵を警戒し、左右の眼で脇をみていたのだろう。

円口類の先祖の甲皮類や板皮類には正中眼がある。ほとんどの魚類では退化するが、ツノザメや総鰭類にはある。古代の両生類や初期爬虫類にもあったが、三畳紀までにほとんど退化した。現生ではヘビ、カメ、ワニ類とも正中眼はなく、カエルやある種のトカゲ類にしかみられない（図3-6／写真3-1）。もっとも発達のよいのがニュージーランドにいるムカシトカゲで、角膜、水晶体（レンズ）、硝子体《しょうしたい》、網膜など真の眼の構造をそなえている。

高等脊椎動物では大脳半球がふくれて頭頂器官は完全におおわれてしまう。進化の過程で頚の動きが活発になると上の眼は不要となる。その結果、松果体は眼としての機能を失い、光に反応する内分泌器官となったのである。

3-3 スペアの骨——腓骨

複雑骨折をして骨がたりなくなったり、関節炎で切断して短くなったりしたとき、骨移植という方法がある。臓器移植の場合は自分自身に予備がないので、どこのどなたかの善意にすがらなければならないが、骨の場合は自家移植ができる。取り去っても支障のない骨があるからで、このスペアの骨として用いられるのが腓骨《ひこつ》である。

腓骨の腓は訓読みで「こむら」と読み、膝と足首のあいだの脛《すね》の後側（ふくらはぎ）をさす。この部位の骨は横ならびの脛骨《けいこつ》と腓骨の二本からなり、足首の内くるぶしは脛骨、外くるぶしは腓骨からできている。ただし膝関節で大腿骨とつながっている（関節する）のは脛骨だけで、体重の九〇％は脛骨が支えている。腓骨は脛骨に比べればはるかに細く、太さ二cmにも満たない。もちろん腓骨もはじめからスペア用だったわけではない。進化の過程で体を支える役割から解放されて控えにまわったのである。

ふつう「手足」と称している四足動物の体肢は、肺魚やシーラカンスのような肉鰭類の胸ビレと腹ビレから進化してきた。これらの魚類のヒレがほかの魚類（条鰭類）とちがうのは、ヒレのつけ根に中心となる骨がいくつかあることで、つけ根のほうから一本、二本、三本と分岐や分節をくり返してならんでいる（図3-7）。

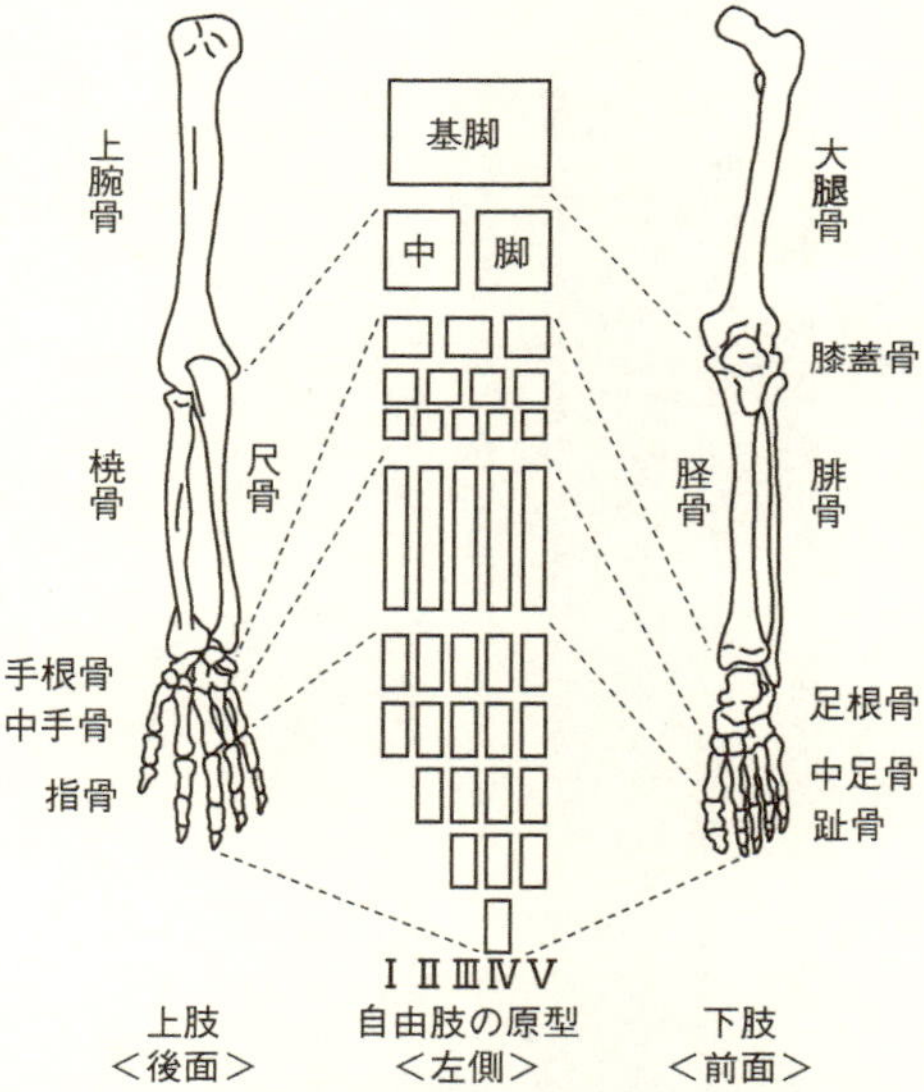

図3-7　肢骨の基本型とヒトの上下肢骨

上陸して両生類となり、ヒレが脚《あし》に変わって陸上を歩くうちに、つけ根に近い二節がグーンとのびた。この結果、二の腕には上腕骨、太腿《ふともも》には大腿《だいたい》骨《こつ》という骨が一本、肘《ひじ》から手首の前腕《ぜんわん》には橈骨《とうこつ》と尺骨《しゃっこつ》、膝《ひざ》から足首の下腿《かたい》には脛骨と腓骨という骨二本がそなわることになった。

さて、サンショウウオのような両生

類の姿勢は、前後肢とも肘《ひじ》や膝を脇にはりだす側方型である。この姿勢で体をくねらせながら歩くと、上腕と大腿は水平面上を前後に往復し、前腕と下腿は一歩ごとに上下の端のあいだでねじれることになる。両生類の骨端の関節面は形が丸く軟組織が多くて融通がきくのでこうした動きができる。しかも前後の脚は基本的に同じ動き方をするので形もそっくりである。この段階までは下腿の脛骨と腓骨の長さも太さもあまりちがいはない。

ところが哺乳類になると、脚が胴の下にのびる下方型へと全身の姿勢が変わることで、前肢と後肢の形にもちがいができる。最大のポイントは、肘が後に回り、膝が前に回ったことである。なぜ側方型から下方型へ変化したかについては、脚の保温のために胴の下に入れたとか、外敵に襲われないために脚を胴の下に引っ込めた、などといわれたことがある。だがもっとも有力なのは、手足の接地点を体の重心に近づけるためという説である。この説なら前からみて左右に開いている足を狭めるのと同様、横からみても前後の足の接地点が狭まって、体全体として不安定になる分、運動性が増すように進化したとわかるからである。こうして私たちヒトの肘は前、膝は後に曲がるようになった。

さて側方型の後脚《あとあし》は大腿骨を水平にして膝を横にはりだし、脛《すね》を立てて爪先を横にむけている。これをそのまま九〇度前に回すと、膝も爪先も前をむき、それから膝をのばすと下方型になる。ところが、前脚《まえあし》では同じようなわけにはいかない。肘を後に回したのでは爪先も後をむいてしまうからである。そこで爪先が前むきになるように手首を一八〇度内むきにねじらなければならない（図３-８）。

　こうして四つの接地点を体の重心に近づけたことと、前に進むために手足とも爪先を前むきにしたことから、前肢と後肢の関係にはズレが生じることになった。獲物をとったりむきを変えたりする必要から、前脚にはねじる能力が保たれたのに対し、後脚は前後にふるだけで前に進めるのでねじる必要がなくなった。

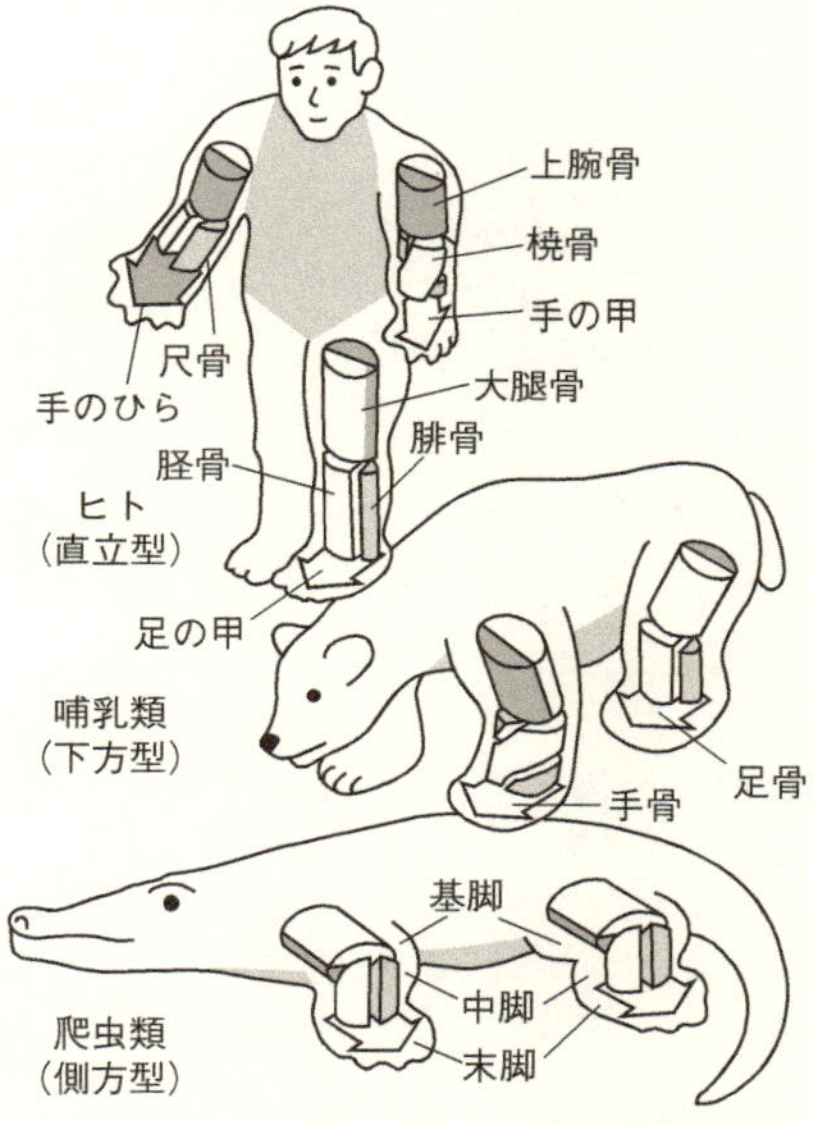

図３-８　前後肢のちがいの由来
下方型の哺乳類では橈骨と尺骨は交差し、脛骨と腓骨は平行に走る。グレー部分が本来の腹側と中脚の後側。

　骨は断面の形が円形に近いほど強度が増すので、互いにうごく必要のない骨は消えて一本化していく。走るだけのウマやシカの指が一本や二本になったのはこのためである（17ページ図1-1参照）。この結果、膝関《しっかん》節《せつ》から外れて体重のかからなくなった腓骨は退化する一方、脛骨はますます太くなっていった。

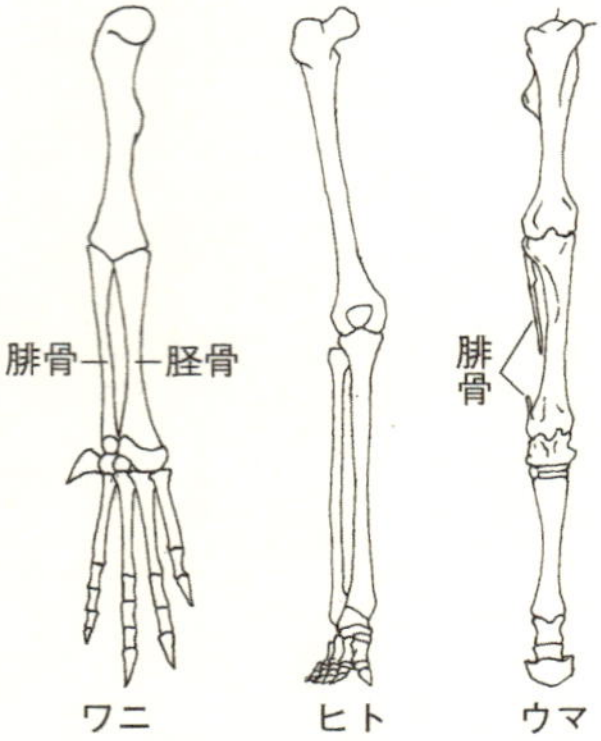

図3-9　下肢骨の比較（右側、前面）
爬虫類のワニでは腓骨は脛骨より細く、哺乳類では腓骨が退化し、さらにウマでは上下端だけになる。

両生類では両者はほぼ同じだったが、爬虫類では脛骨のほうが大きくなり、哺乳類になるとその差が開く（図3-9）。

哺乳類の中でもこの下腿の二本の骨の関係はいろいろあって、運動様式と関係がある。上端が関節で下端が線維結合をするものがもっとも原始的で、この場合、二本はあまりねじれない。下腿をねじれなくなったヒトもここにふくまれる。ほかにツパイ、齧歯《げっし》類《るい》のリス、ビーバー、食肉類のイヌ科、ハイエナ科、アリクイ、アナグマ、そして有蹄類《ゆうているい》もこの型である。

ただし有蹄類の中でも平地を高速で走るように進化したウマでは、腓骨が退化して脛骨の添え木程度になっている。ウシやシカなど蹄の割れた偶蹄類ではさらに退化して、かろうじて下端の外くるぶしのところだけがのこっている。

上下両端の関節によって下腿がねじれるものは、起伏のある地上を走る食肉類（イヌ、ハイエナ、アナグマは除く）や、樹上で暮らす霊長類（ツパイやメガネザルを除く）である。上端には線維結合がのこるが、下端が骨結合で一体化しているものはカンガルーやウサギ、トビネズミ、メガネザルなどの跳躍動物である。上下とも骨結合で一本の脛腓骨となっているものには水生のアシカ、アザラシなどの鰭脚類《ききやくるい》、掘削動物のアルマジロやツチブタ、木の枝からぶらさがるナマケモノやチスイコウモリがいる。

このように、腓骨の退化や癒合《ゆごう》程度、脛骨とのあいだで可動かどうかをみることで、その動物の運動様式までがうかがえるのである。

3-4　胎児にのこるトカゲの血管

坐骨《ざこつ》神経という名前を聞いたことがあっても、坐骨動脈というのを聞いたことがある人はそう多くないと思う。じつはこれ、おもに爬虫類までで活躍している動脈で、ヒトではすっかり影が薄くなっているからである。

もともと後脚には大動脈から出る二本の動脈がのびていた。トカゲをうつ伏せにしてみると、胴体から尻尾の先までがまっすぐにのびている。正中を縦に走る脊柱のすぐ下には大動脈が尻尾の先までのびる。後脚は腰から横につきだすが、この姿勢では膝が前に倒れている。後脚の動脈は大腿の前と後側《うしろがわ》にそれぞれ大動脈から枝がのびる。この前側《まえがわ》を走るのが大腿動脈、後側が坐骨動脈である。

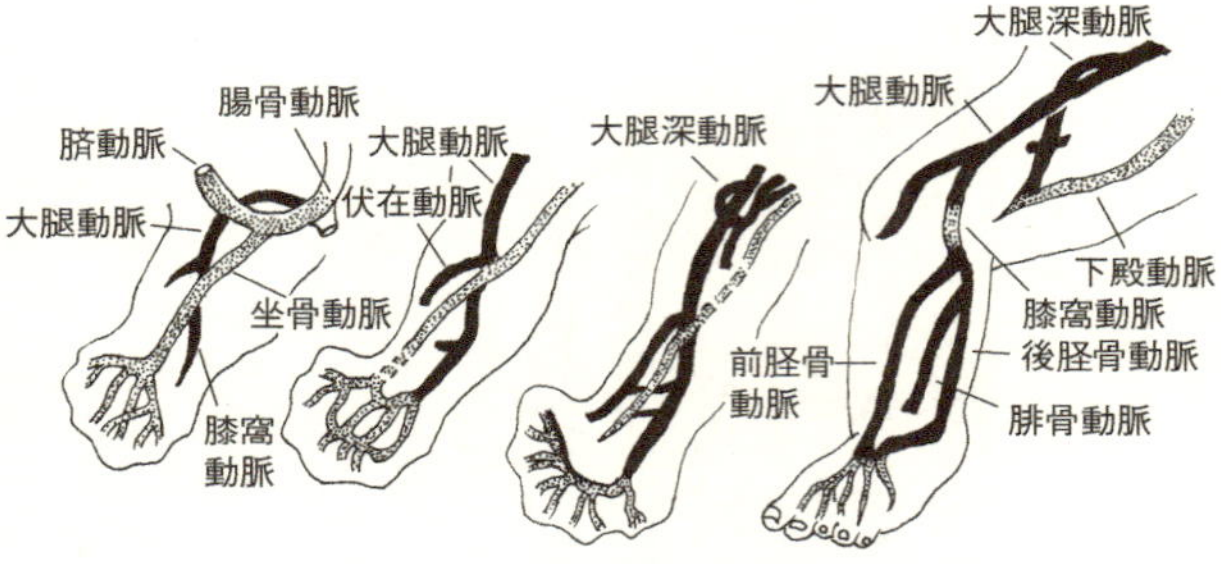

図3-10　下肢の動脈の発生
はじめは腿の後側の坐骨動脈が下肢の主流だが、のちに前を走る大腿動脈にきりかわる。

骨盤を構成する左右の寛骨《かんこつ》は上方の腸骨と前下方の恥《ち》骨《こつ》、後下方の坐骨からなり、三骨の真ん中で大腿骨と関節する。先の「スペアの骨」でみたように、両生類や爬虫類は大腿骨がほぼ水平につきだす側方型の動物である。側方型では股《こ》関節《かんせつ》より下の恥骨や坐骨からおこって大腿骨や脛骨、腓骨につく筋群が体重支持筋として発達する。筋量が増えれば血流量も増すので、血管も太くなる。要するに爬虫類までの側方型姿勢が坐骨動脈の発達をうながしているのである。

哺乳類になって姿勢が下方型に転換し、脚が胴の下に入ると、後脚は膝が前、踵《かかと》が後に凸になるように曲がる。するとこれらの関節をのばすようにはたらく筋が体重支持筋となるので、太腿の前にある筋やふくらはぎの筋の発達をうながすことになる。

ヒトでは膝をのばす大腿四《だいたいし》頭筋《とうきん》は大腿骨のほぼ全周からおこり、太腿の半分以上を占める。こうして下肢の動脈は、骨盤の動脈からつづく大腿前面の大腿動脈が本幹となり、大腿後面に出ていた坐骨動脈は、殿部《でんぶ》だけを流域とするように退化して、下殿《かでん》動脈と名前を変える。大腿部でいったん前面に出た大腿動脈は、腱のトンネルをくぐって膝の裏からふたたび後面にもどる。下腿では後側のほうの筋の発達がよいからである。

この動脈の進化にともなう消長の様子はヒトの下肢の動脈の発生過程でもみごとに再現されている。はじめは坐骨動脈を本幹としてのび、膝から下で前後の脛骨動脈にわかれ、足の動脈弓からそれぞれの指に出ていた。発生が進むにつれて外側に新たな血管がつけ加わる。やがて膝がで きて太腿が発達してくると、大腿動脈が太くなるにつれて坐骨動脈の血流が減り、ついには大腿動脈に主幹を奪われ、先細りとなってしまう（図３-10）。

日本人の四〇〇人に一人は大人になっても坐骨動脈のなごりがみられる。爬虫類段階への先祖返りである。坐骨動脈は姿勢の進化がもたらした血管の退化と、個体発生が系統発生をくり返すという反復説の好例である。

3-5　肩にのこる魚のカマ

鎖骨《さこつ》は皮下の浅いところを走るので、全長にわたって触れやすい。昔の中国で囚人を捕らえておくために、この骨の後に穴をあけて鎖をとおしたことから、「鎖骨」の名がついたという。

鎖骨の下側にそって内側から外側に指をすべらせると、途中で硬いものにぶつかる。これが肩《けん》甲骨《こうこつ》の烏《う》口突起《こうとつき》である（図3-11）。ここから上腕二頭筋がおこるので、力こぶをつくると突起の下方がうごくことでそれとわかる。

烏口突起という名前は、その形がカラスのくちばしに似ることに由来するが、実際はさほど鋭くとがらず、人差し指をかぎ形に曲げたような形で肩甲骨本体からつきでている。烏口突起はもともと烏口骨という別の骨だった。たとえばタイの胸ビレのつけ根に「鯛の鯛」と称する丸い穴のあいた小骨がある。これが烏口骨である。ただしこの名前は烏口突起を転用しただけなので、形はカラスのくちばしとはまったく似ていない。

肩甲骨のように複雑な形をした骨は複数の骨が集まってできている。骨ができるとき、最初に骨細胞ができる場所を骨化点という。骨化点から骨組織が広がっていき、たいていは思春期のある時点でとなりとの境が癒合して一つの骨になる。肩甲骨本体は胎生八週で骨化点が出現するが、烏口突起は一歳になって生じる別の骨化点からつくられ、一七歳頃に本体と癒合する。上腕骨頭と肩関節をつくる肩甲骨の関節窩《かんせつか》は上三分の一が烏口骨由来である。

個々の骨は骨化点の出現時期が異なるため、これを利用して胎児から乳児にかけての幼子の白骨でも年齢が鑑定できる。また長骨の骨端が本体（骨幹）に癒合する時期も骨ごとにちがっているので、こちらは少年から青年にかけての年齢鑑定につかわれる。

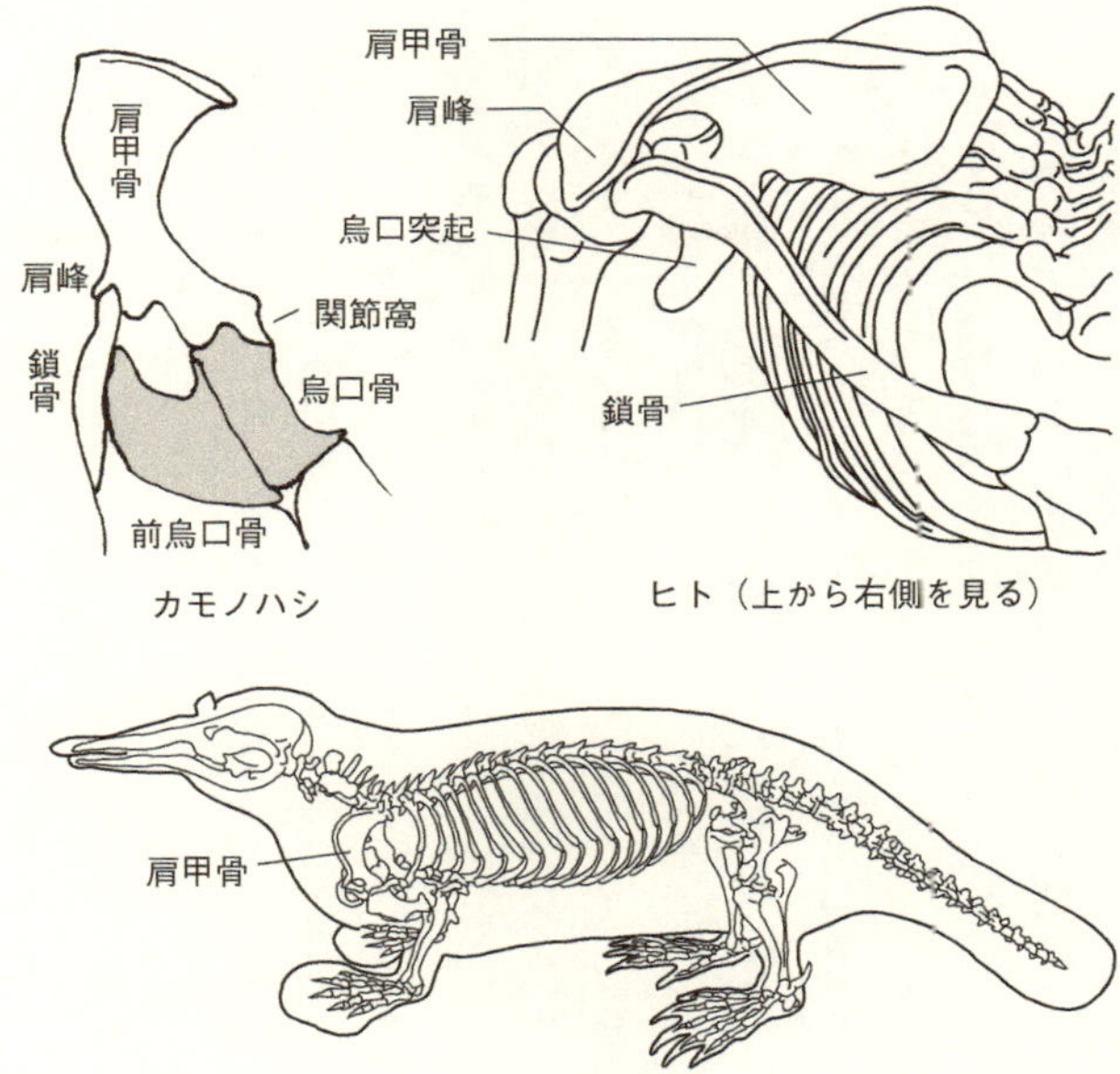

図3-11　肩帯の比較
単孔類のカモノハシでは烏口骨は独立しているが、ヒトでは肩甲骨の一部に退化する。

31ページで述べたように骨化には二通りの様式がある。骨のでき始めの段階ですでにそこに軟骨のひな形があるかないかである。軟骨が先にでき、後からそれが骨に置き換わるのを軟骨内骨化といい、こうしてできた骨を軟骨性骨とか置換骨という。ひな形がない場合は、そこが結合組織性の膜なので膜内骨化といい、できた骨は結合組織性骨とか皮骨《ひこつ》、膜骨《まっこつ》という。

ひとたびでき上がってしまえば見た目ではわからな

いが、体の部位ごとにどちらの骨化様式でできるか決まっている。頭や顔はほぼ皮骨でできていて、軟骨性骨からできるのは頭蓋底や内耳、耳小骨、舌骨などである。一方、首から下の体はほとんどすべて軟骨性骨なのだが、唯一の例外が鎖骨である。

鎖骨と肩甲骨はいずれも腕のつけ根にあって胴の骨と腕の骨とをつないでいるため、解剖学では肩帯とひとまとめに扱う。ところが骨のでき方からみると鎖骨は皮骨、肩甲骨は軟骨性骨と別のグループに属する。また皮骨は体表から浅いところにあり、軟骨性骨は深いところにあるというようにきれいにわかれる。

頭の表層をつくる皮頭蓋と、鎖骨や擬鎖骨《ぎさこつ》などの皮骨性肩帯《けんたい》はもともと一連のものだった。皮骨性肩帯は、いまの魚でいうとエラの後のカマの部分で、胸ビレのつけ根にあたる。両生類から爬虫類へと陸上の生活になじむにつれて、もとはエラのあった場所がくびれて頚《くび》になる。おかげで口や頭を胴体とは別のむきにうごかせるようになったが、頭と肩のつけ根にある鎖骨とは、頚を隔てて離ればなれになってしまった。皮骨は元来甲冑魚《かっちゅうぎょ》の体表をおおっていた骨で、いわば兜の一番下の縁だけが頚の下にとりのこされたのが鎖骨ということになる。

もともとカマの前外側は皮骨性肩帯、後内側は肩甲骨や烏口骨の軟骨性肩帯が占めていた。魚類では皮骨性肩帯の発達がよいが、上陸した四足動物では上のほうから退化して頭と体の皮骨の連絡が絶たれる一方、腹側正中に新たに間鎖骨《かんさこつ》ができる。これに対して軟骨性肩帯は、胸ビレが前脚に変わると、それを動かす筋の発達にともなって面積が広がった。肩の関節より上には肩甲骨、下には烏口骨がある。

両生類や初期の爬虫類の脚は肘を体の脇にはりだす側方型の姿勢をしている。この姿勢で歩くには胸を引きずらないように肘を突っ張らなくてはならず、肩の関節より下側の筋のほうがよけいに働く。

ところが哺乳類となって脚が胴の下にのびる下方型の姿勢になると、肩関節より上にある筋が体重を支えるため、その筋がつく上の肩甲骨が拡大する一方、下の烏口骨は縮小する。単孔類のカモノハシやハリモグラでは爬虫類なみに間鎖骨と烏口骨もあったが（65ページ図3-11）、獣類になると退化が進んで、単なる肩甲骨の烏口突起となってしまったのである。

第4章

サルとなって

七〇〇〇万年前から

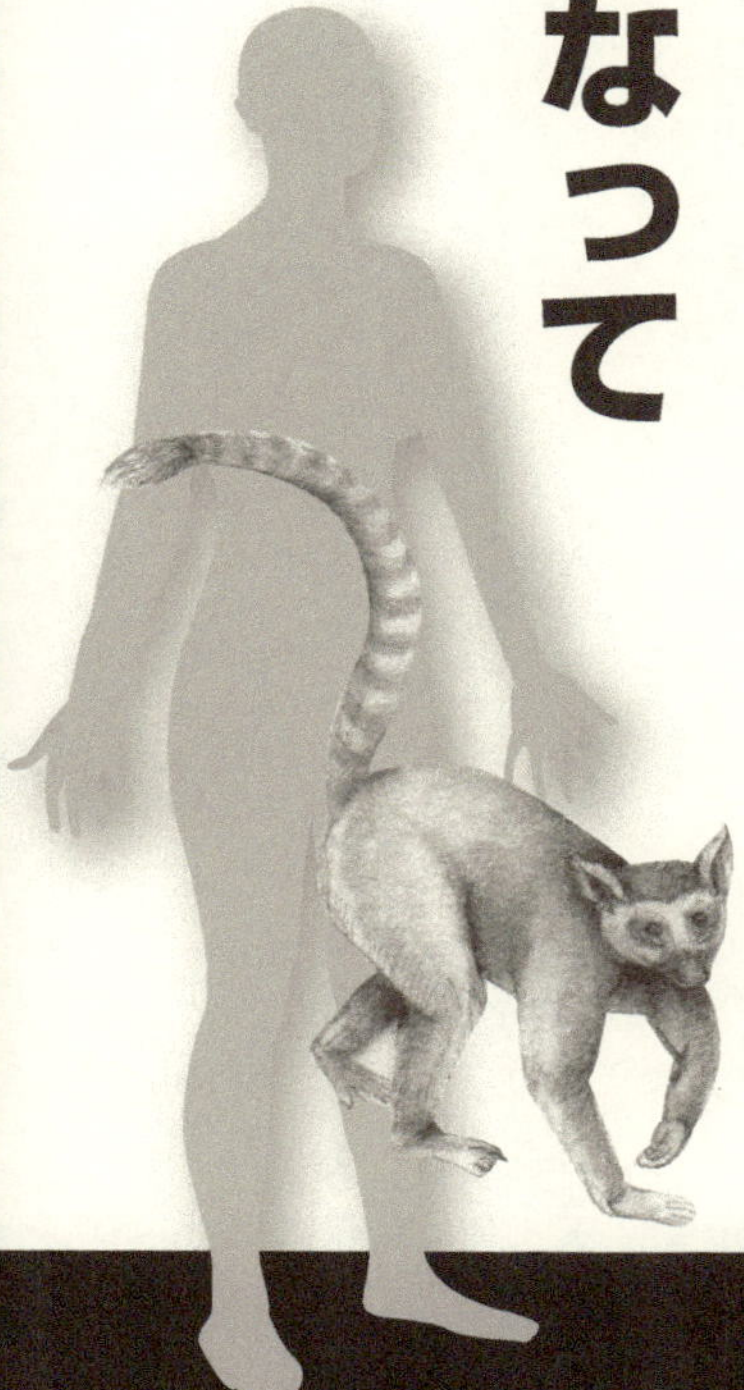

4-1 副乳は先祖返り

哺乳類とは子に乳をふくませる動物だから、その乳を分泌する乳腺はもっとも重要な特徴である。カモノハシなど卵を産む単孔類にも乳腺はあるが、乳首つまり乳頭がなく、乳は乳区という腹の一定の部位にしみだし、子は乳でぬれた毛をなめて育つ。乳頭ができるのは有袋類からで、カンガルーの子供は袋の中で乳首に吸いついたまま育つ。

乳房《にゅうぼう》というのはじつはヒトにしかみられない特徴である。ウシやヤギの巨大な「乳房」は家畜化による人工産物で、中は空洞で文字どおりミルクタンクにすぎない。乳器はこのように乳腺、乳頭、乳房の順に進化してきたので、この順にみていこう。

乳腺はほかの皮膚腺と同じように表皮の変化したものである。まず胎生二ヵ月初めに腋の下から股のつけ根にかけて皮膚の高まりができる。この線状の高まりを乳線という。ついで間の線が消えて数珠状となり、乳腺のできる位置が決まる。この「数珠」が真皮にもぐりこんで細胞の塊となり、さらに発生が進めば最終的に乳腺となる。

乳頭は乳児の近づきやすいところにできる。母親が横になって哺乳するブタや食肉類の乳頭は腹に二列にならぶ（図4-1）。大型有蹄類は四本脚で立ったまま授乳するので、その姿勢で前脚か後脚のあいだの守られた位置になる。ゾウでは前脚のつけ根の腋の下、ウシやウマでは後脚

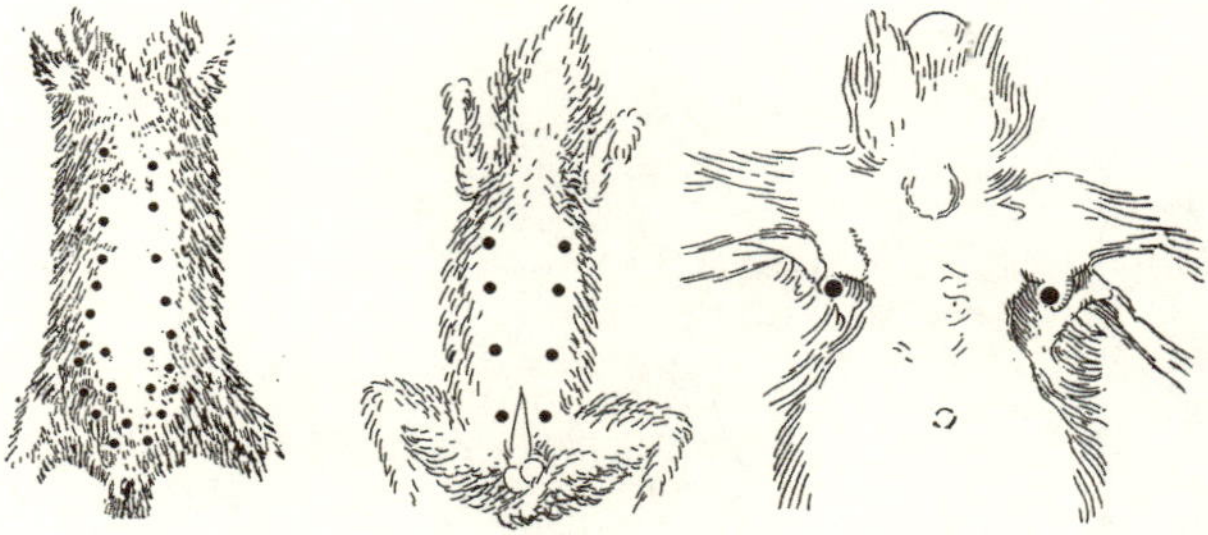

図4－1　乳頭の位置と数

のつけ根（鼡径部《そけいぶ》）にある。クジラやマナティは水中で授乳するが、乳首の位置はそれぞれ近縁のものと同じで、クジラはカバと同じ鼡径部、マナティはゾウと同じ腋の下である。サル、コウモリ、ヒヨケザル、ナマケモノなど樹上性や飛行性の動物は、腕で赤ん坊をだくのに便利な胸にある。ヒトの乳首が胸にあるのも樹上性の先祖から受けついだことになる。

乳頭の数は一腹の子の数に対応しているので、一産一子のゾウやサルでは少なく、ブタやネズミでは多くなる。多産のネズミにはその名もチチネズミというのがいて二四個も乳首がある。胎盤類の乳頭は左右対称にできるので偶数だが、有袋類の中には正中にもできるものがいて、オポッサムでは一三個になる。最高はアカハラジネズミオポッサムの二五個で、腹部での配列は四～五列にもなる。

一九世紀のベルリンに二一年間で一七回妊娠し、二組の双子をふくむ一二人の子をもうけたお針子さんがいた。彼女は通常の乳房のほかに、腕のつけ根にも一対の乳房をもっていた（図4-2）。このような乳房を副乳といい、ヒトが哺乳類の先祖をもつ典型的な証拠である。

多くの哺乳類の胎児で四対の乳器の痕跡が認められる時期がある。ヒトでは胎生六週齢の一五㎜胚で五対の乳腺原基が観察される。これらの消えのこったものが副乳である。

副乳は男女でまったく同じ頻度でおこるという人もいれば、女性のほうが男性よりもやや多いという人もいる。日本男性で一・五％、女性では約五％だが、欧米人ではもっと低いというデータもあれば、日本人で一〇％前後というデータもある。

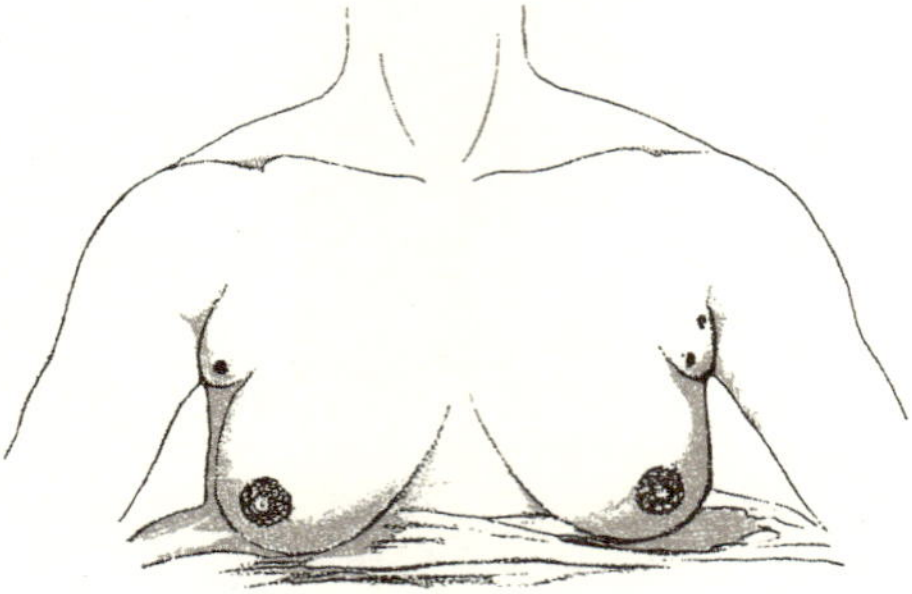

図4－2　副乳
45歳のベルリンの女性の例。
副乳房と副乳頭がある。

数値が定まらない理由は、小さなものをホクロと見分けにくいためである。乳頭だけの副乳はホクロとまぎらわしい。ホクロは平らで色が濃いのに対して、副乳は皮膚が高まり、色は薄い。真ん中に小さな凹みがあれば、まちがいなく副乳である。

多くの副乳は正規の乳腺より上か下でやや内側よりにできる。この位置はほかの動物の乳線上

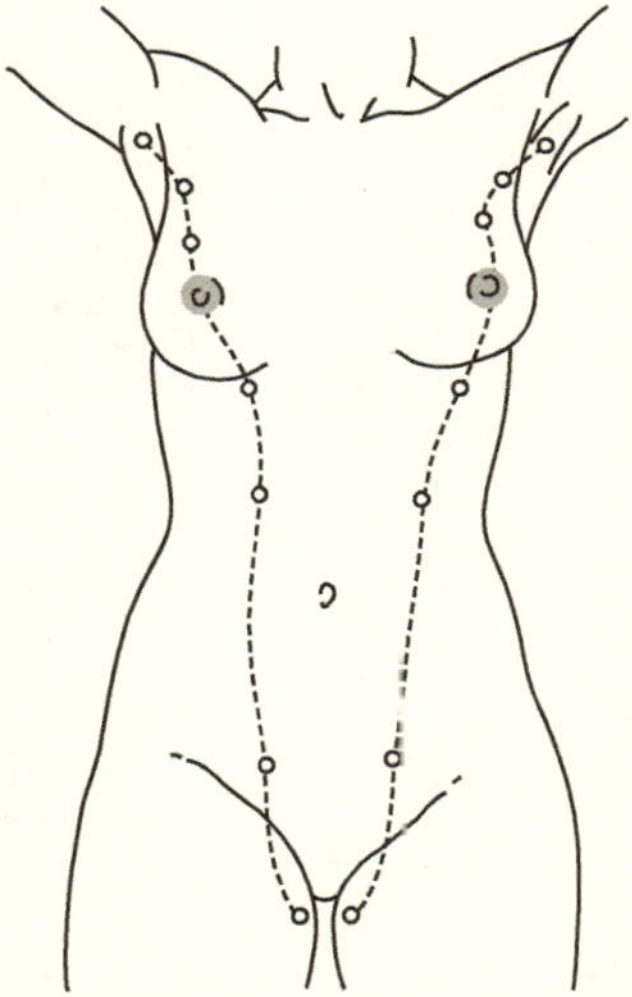

図４－３　副乳ができる位置
左右の腋窩から鼡径にかけて、乳線上に乳腺原基がならぶ。

にあたり、腋の下から股のつけ根の線上にならぶ（図４-３）。体肢はもともと胴の両側にはりだすので、乳線はほぼ平行ないし中間の腹のあたりで左右にふくらむ。しかしヒトは、直立して胸が前後に扁平になり肩幅が広がったので、腋の下は鼡径部よりも離れている。つまり上のほうは左右の幅が広がり、腹の下のほうで狭まる。ただし、必ずしも左右対称にできるとはかぎらず、胸の谷間の正中や首、肩、背中、尻、太腿の上にできた記録もある。体中くまなく探してみると、あなたにもみつかるかもしれない。

4-2　最初は二つあった子宮

子宮も膣も二つずつもち、どちら側も正常にはたらくことから、片方を「業務用」につかっていながら「処女」とうそぶくプロの女性がいたという記録がある。重複膣《ちょうふくちつ》、重複子宮という先天性の奇形である。しかし「奇形」というのはヒトとして珍しい形というだけで、ほかの動物には結構みられる。

たとえばアメリカにネズミのような体つきをしたウサギ大の有袋類、キタオポッサムがいる。学名をディデルフィス・バージニアーナというが、ディデルフィスとは「二つの子宮」を意味する。じつはオポッサムにかぎらずカンガルーやコアラなど有袋類にはみな子宮が二つあり、かつては有袋類のことを双子宮類ともよんでいた。いうまでもなく子宮は哺乳類が母体の中で子を育てる袋状の器官である。では、その子宮はなにからできたのだろう。

メスの生殖器は卵をつくる卵巣とそれを体外に排出する広義の卵管とからなる。卵管は卵をはこぶ導管であると同時に、白身や殻の成分を出す分泌腺でもある。ニワトリの玉子をわると黄身のまわりを白身がとりまいている。黄身は卵黄をたくさんふくんだ卵子で、卵巣でできる。卵は卵管をくだる途中でまわりから分泌される卵白につつまれ、卵管の下部までくると最後に卵殻の成分が分泌されて、いわゆる玉子ができあがる。

カモノハシなど卵を産む単孔類までの卵管は鳥と同じようにはたらく。それが子を産む獣類になると卵殻がいらなくなるので、卵管の下部にあった卵殻分泌部の筋層が肥大して、胚子や胎児の保育室となった。これが子宮の由来である。

さて、消化、呼吸、泌尿、生殖の四器官系は、発生的にみて消化呼吸器系と泌尿生殖器系に二分される。消化呼吸器系の発生原基である腸管はもともと一本だが、泌尿生殖器系はもともと左右にできるので、基本的になんでも二つずつある。ヒトでも泌尿器系の腎臓や尿管、生殖器系の精巣、精管、卵巣、卵管はみな一対のままのこっている。

メスの生殖道つまり卵道のもとになるのがミュラー管で、やはり左右一対ある（第8章参照）。卵を産む動物では爬虫類でも鳥類でも体の出口は一つで、便も尿も卵もおなじ穴（総排泄《そうはいせつ》腔《こう》）から出る。このためもっとも原始的な哺乳類は、ギリシャ語で「一つの穴」を意味するモノトゥレマータとよばれる。かつてはそのまま一穴類と訳したが、品がないためか単孔類に改められた。

単孔類では左右のミュラー管が尿生殖洞に開き、それが総排泄腔につうじる。有袋類では一対の膣ができる。そのうえカンガルーのように正中に第三の膣ができる動物もいる。胎盤類は単子宮類とか一子宮類ともよばれたことがあるが、じっさいに一つになるのは膣で、子宮は有袋類なみの二つから内部まで完全な一つの子宮にいたるまで、四つの進化段階にわけられる（次ページ図4-4）。

もっとも原始的なのは二つの子宮口が膣に開くもので重複子宮といい、ネズミ、リス、ビーバーなど多くの齧歯類、ウサギなどがこのタイプである。左右の子宮の下半分が癒合し、上半分の

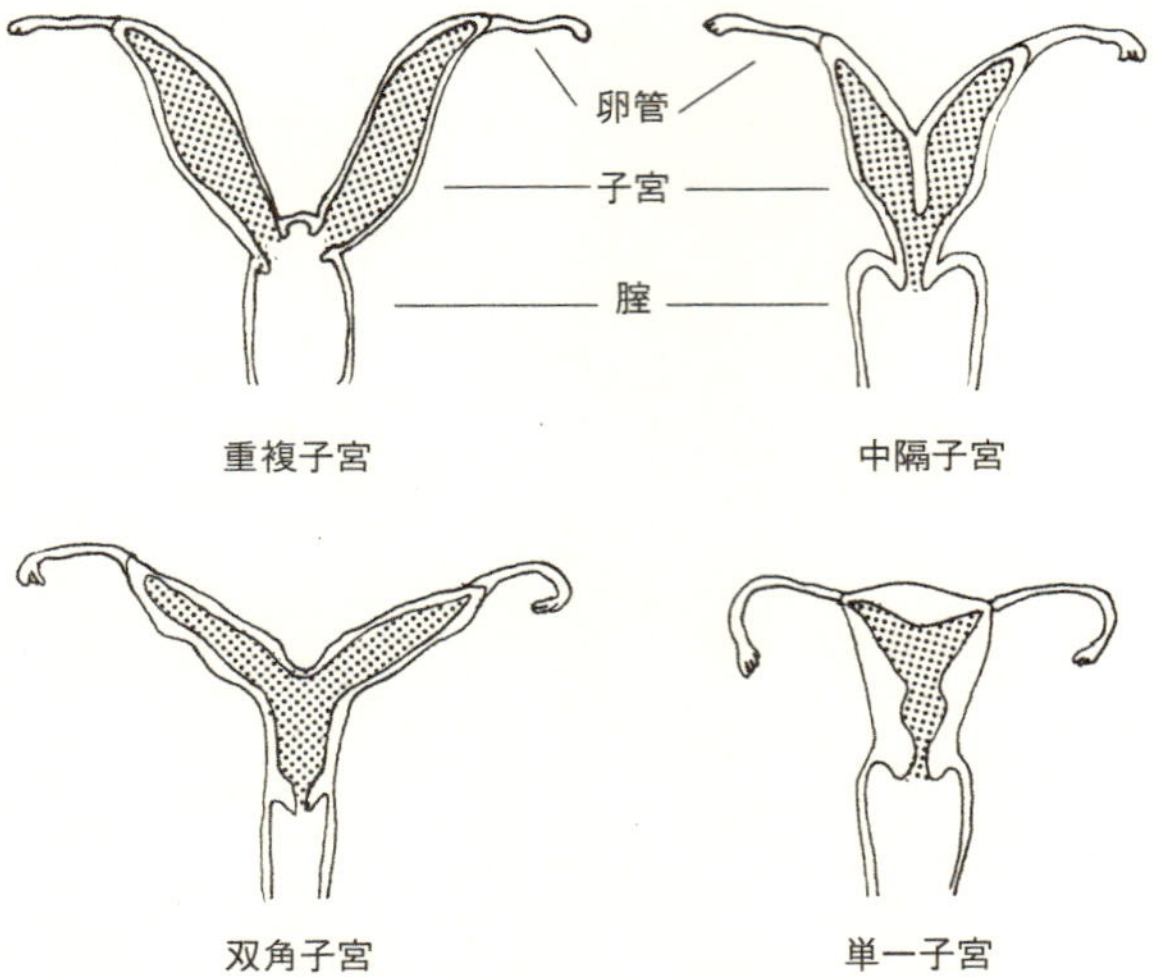

図4-4　子宮の4型

正中に仕切りがのこるのが中隔子宮で、食肉類やウマ、ブタ、ある種の齧歯類がふくまれる。癒合がさらに上に進むと、卵管に近い左右上端が角のように突出した形になり、双角子宮とよばれる。これにはゾウ、岩狸類、ほとんどの有蹄類や、モグラ、ハリネズミなどの食虫類、クジラ、コウモリがふくまれる。そして左右の子宮体の癒合が完全になる単一子宮は霊長類、アリクイなどの貧歯類、ツチブタに見られる。

これら全体をとおしてみると、はじめは左右にあるミュラー管のうち、もっとも出口に近い腟だけが癒合し、子宮は下から上へと癒合が進んでいく様子がわかる。あたかもズボンのファスナーを閉めていくような具合である。

霊長類の始祖に近いとされるツパイでは、子宮体は小さく、卵管のほうに先細りする長い子宮角がある。キツネザルも双角子宮だが、正中の子宮体のほうが「角」より大きくなり、メガネザルではこの傾向がさらに強まる。真猿類となると「角」が消えて単一子宮となる。ただし広鼻猿類のキヌザルではまだ双角子宮のなごりがみられる。類人猿やヒトでは左右が完全に癒合して、単純なナス形の子宮になり、細い卵管が左右にのびる。

メスの生殖道にはこうした進化的背景があるので、ヒトでも発生期におけるミュラー管の癒合が不完全だと、有袋類のような双子宮をはじめあらゆる段階の「奇形」が生じる。膣も子宮も二つずつできる重複膣、重複子宮はこのもっとも著しい例といえる。

4-3　額のわれめ――前頭縫合

赤ちゃんの頭のてっぺんをそっと触れると、柔らかいところがあることに気づく。搏動にあわせてひくひくするところから「ひよめき」とよばれている。ここはまだ骨ができていない「骨の窓」で、解剖学では泉門《せんもん》という。頭の表面には泉門が六ヵ所もあいている。こんな「骨の窓」が開いていることには深いわけがある。

人類は直立二足歩行によって類人猿と袂《たもと》をわかち、骨盤もそれに適した形に変わった。ヒトの骨盤は内臓を支えやすいように上に開いたすり鉢形で、赤ちゃんがとおる骨のトンネル（骨産道）が狭《せば》まっている。一方、直立して自由になった手で道具をつくり使ううちに、脳容量はますます増大して頭が大きくなった。

こうしてできた巨大な頭が狭い骨産道をとおるには何か奥の手がいる。それが頭の骨が完成する前に出してしまおうということである。骨と骨とのあいだに膜がのこっているうちなら、頭を細長く変形させてトンネルを抜けられる。生まれたての赤ちゃんの頭がとがっているのはこのためである。また、ヒトの誕生は生理的早産といわれ、まったく頼りない状態で生まれてくるが、一歳ごろが本来の生まれ時にあたるという。これも頭が小さなうちに生まれている証拠である。

脳の表面をおおう脳頭蓋は、額の前頭骨《ぜんとうこつ》、てっぺんの頭頂骨《とうちょうこつ》、後の後頭骨《こうとうこつ》、両脇の側頭骨《そくとうこつ》である。大人では前頭骨と後頭骨は一枚、頭頂骨と側頭骨は左右二枚からなる。これら六枚の板状の骨で、球形に近い頭の表面をおおっている。

それぞれの骨の板はほぼ真ん中に骨化のはじまる場所（骨化点《こつかてん》）がある。ただ前頭骨だけはもともと左右二枚からなるので、骨化点も二つある。前頭骨や頭頂骨では大人になってもこの骨化点のなごりがふくらみとしてみられる。いわゆる「おデコ」や「絶壁」の女性にめだつのがこれで、横からみると四角い印象をうける。

骨は骨化点から放射状に脳の表面をおおうようにできるので、形成途上の各骨は丸い笠のような形になる。このため新生児の頭を上からみると、左右の前頭骨と頭頂骨で笠を四つならべたようにみえる。四隅から骨が広がっていくがまだ完全ではないので、そこに菱形の膜だけの部分がのこる。これが最大の大泉門である（図４-５）。頭頂骨正中の後の隅は正中の後頭骨とのあいだに三角形の窓があき、こちらは小泉門という。

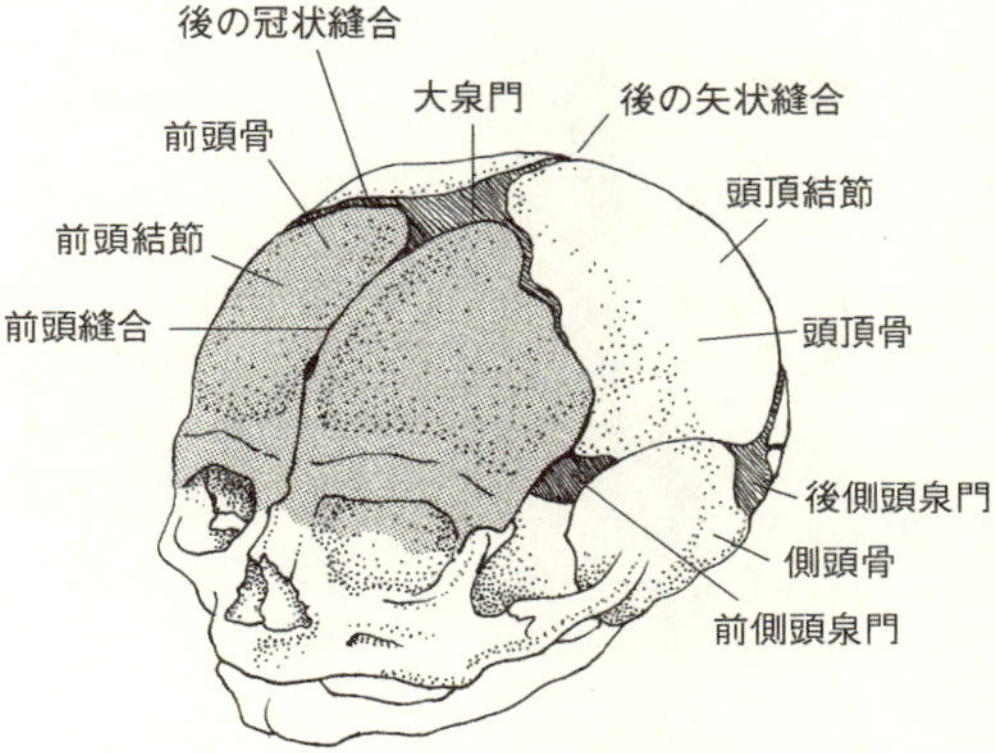

図４-５　新生児の頭の骨
前頭骨（グレー部分）も頭頂骨も左右にでき、生まれるときには境目が大泉門としてのこる。

このほか側頭部には前後に小さな泉門ができ、ほぼ四辺形の片側の頭頂骨の角にあたるので、左右すべてあわせると六ヵ所になる。

頭の骨は生まれた後も骨化が続き、大泉門が閉じるのはようやく二歳ごろである。左右の前頭骨もふつうは八歳までに閉じて一枚になる。ときおり思春期以降もこの境界（前頭縫合《ほうごう》）がのこる人がいる（次ページ写真４-１）。白人にはけっこうみられるが、ネイティブアメリカンではごくまれである。日本人ではおよそ二〇人で一人にみられる。こういう人では額の真ん中に縦のすじを触れることができるのでそれとわかる。

その後も脳頭蓋の各骨は癒合をつづける。左右の頭頂骨のあいだは二二歳頃に閉じはじめ三五歳で完全に癒合する。つまり骨と骨とのあいだの線維がすべて骨に置き換わり、頭骨に特有の縫い目模様が消えるまでに一〇年以上もかかるということである。ついで二〇代半ばから前頭骨と頭頂骨のあいだは正中に近い内側から外側にむかって骨化していき、四〇歳すぎには完全に癒合する。こうして脳頭蓋の縫合はおおよそ頭頂の正中部から側方にむかって閉じていき、最後には耳の後あたりでおわる。ただしこれらの縫合が閉じおわるのは八〇歳すぎとされるので、早く亡くなった人は頭蓋の縫合が閉じきらなかったことになる。

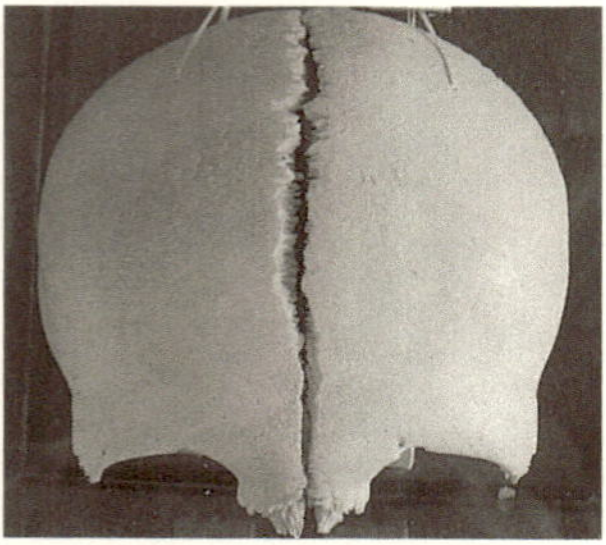

写真4-1　左右の前頭骨のあいだに残る前頭縫合

頭の骨にかぎらず多くの骨は、一つの名前でよばれる骨の中に複数の骨化点をもち、骨化が進むにつれて隣の骨と癒合することで形づくられる。したがって骨の数は子供のほうが多く、歳とともに数は減る。ヒトの頭の骨は全体として頭蓋といい、脳を包む脳頭蓋と顔をつくる顔面頭蓋にわけられる。頭蓋を構成する頭蓋骨は合計で一五種類二三個とされる。ただし生まれてから死ぬまで骨は成長し、癒合しつづけるので、各人の骨の数はどの時点で数えるかによる。ちなみに哺乳類の頭の骨の数はふつう二五種類四四個あまりになる。

脊椎動物の前頭骨はもともと対になっているが、哺乳類では単孔類、食虫類、コウモリ、類人猿などで左右の前頭骨が癒合している。しかしゾウやブタ、ウシでも、若いうちは二つだが成体では一つになる。それも頭頂骨のほうから前にむかって骨化が進むので、年齢によっては前頭骨の後半が一つで前半が二つということがある。

ヒトでは子供のうちに一つになるので霊長類時代に獲得した形質と考えられ、大人で前頭縫合がみられるのは胎生期のなごりということになる。

4-4 体の皮膚を動かす筋――体幹皮筋

「蛙の面に小便」という表現がある。どんな仕打ちをされても平気な顔をしている厚かましさのたとえだが、実際のカエルはいやな顔をしようにも表情を変えられないのだ。いっぽう、私たちは顔の皮膚の動きによってさまざまな表情をつくれる。頭の骨から顔面の皮膚のいたるところにたくさんの細かい顔面筋がはしっているからである。このためヒトの顔面筋のことを表情筋ともいう（次ページ図4-6）。顔面筋のように皮膚につく筋を皮筋《ひきん》という。

ふつうの骨格筋は骨から骨に走り、骨のあいだの間隔や角度を変えることで姿勢の変化や運動をするのに働く。これに対して皮筋は一端または両端が皮膚につくので、体をうごかさずに皮膚だけをうごかすことができる。

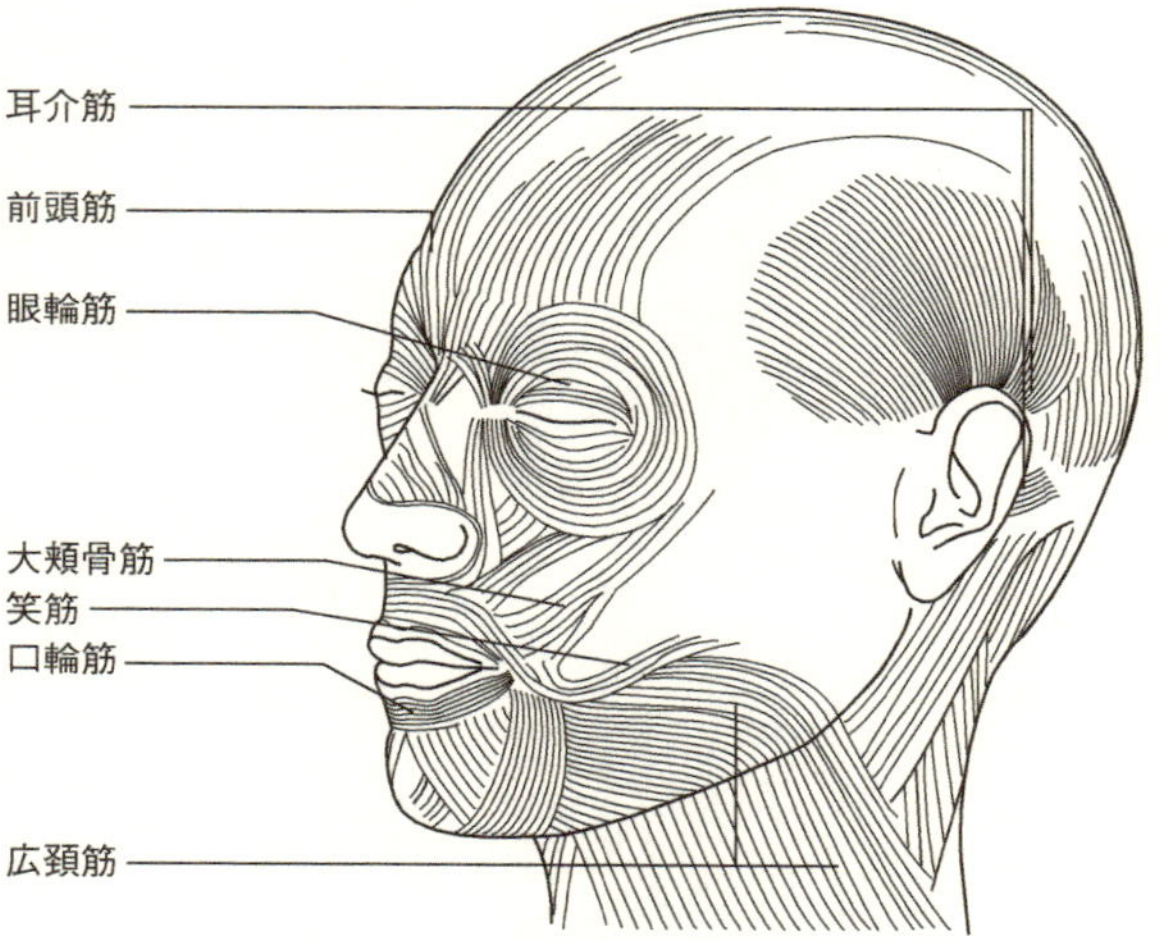

図4-6　ヒトの顔面筋（表情筋）と頚の広頚筋
どちらも顔面神経が支配する。

皮筋はその由来から二大グループにわけられる。一つは鰓弓筋由来で、ヒトの表情筋や広頚筋《こうけいきん》がこのグループである。広頚筋はイーッと口角をさげると収縮し、胸の皮をひきあげる。もう一つが広背筋や胸筋群に由来する体幹皮筋である。

皮膚が皮下にへばりついている魚類には皮筋がない。最初の皮筋は両生類のカエルにみられ、鼻孔の開閉につかわれている。高等なカエルでは胴や腿にも皮筋がみられる。爬虫類でも鼻孔の開閉にともなって皮筋が発達する。ヘビは地面をはうときに皮筋が鱗を立てて摩擦力を増やす。鳥は皮筋で羽をふくらませることで、体のまわりの空気の層の厚さを変えて体温調節をする。また翼にも飛行を助ける皮筋がついている。

皮筋が最高に発達するのは哺乳類だが、中でも単孔類と有袋類でよく発達している。ハリモグラの体幹皮筋は総排泄腔まで広がり、育児嚢や総排泄腔をひきしめる筋に分化する。カモノハシの皮筋は泳ぐさいに体肢や尻尾のうごきを助けるのに役立つ（図4-7）。

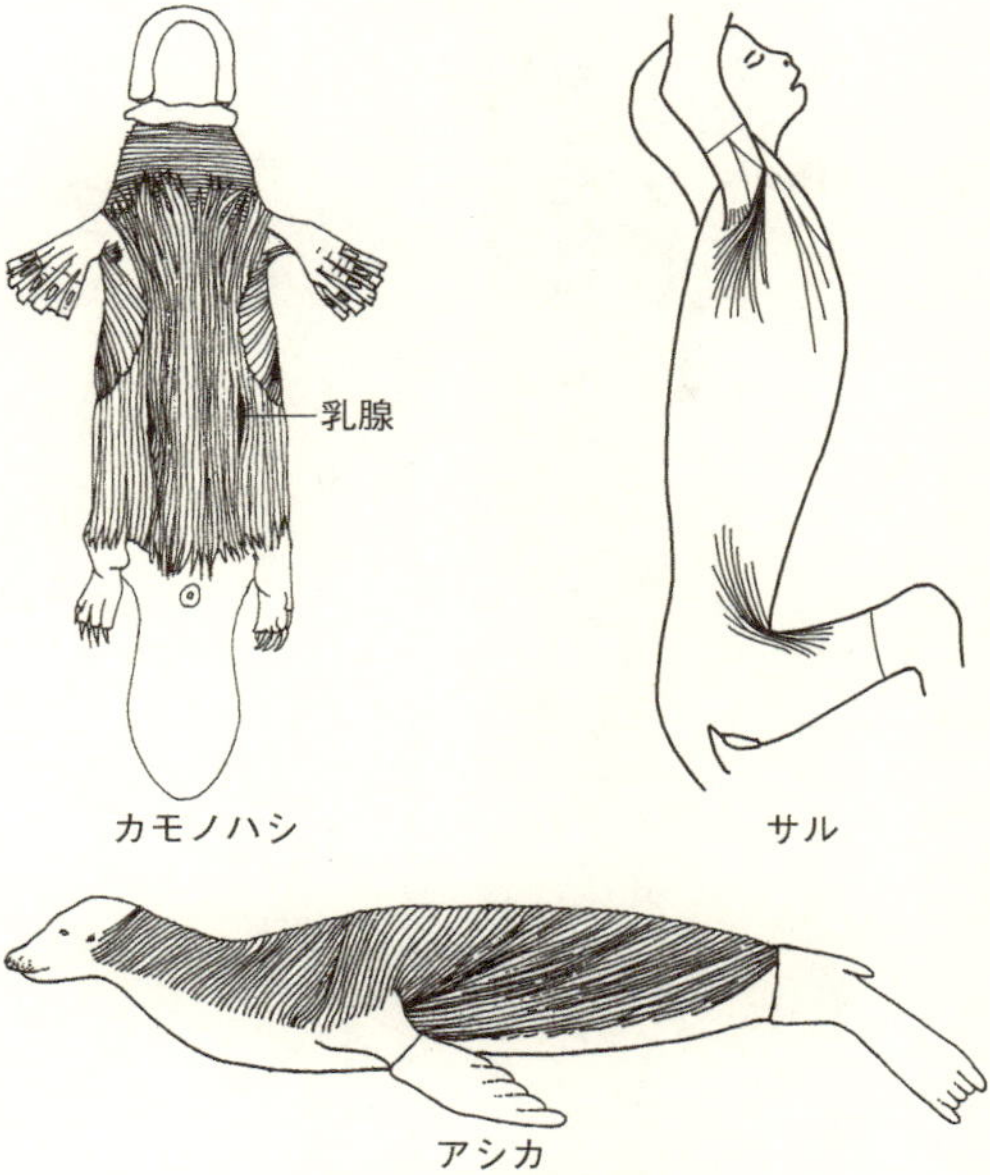

図4-7　体幹皮筋

水生のクジラや鰭脚類でも皮筋が発達している。ナガスクジラでは単孔類と同じように皮筋が口から肛門まで広がるが、セミクジラでは頭部にかぎられる。アシカでは首から背中全体に広がる。アザラシでは腋の下に収斂《しゅうれん》せず、鉛直から三五度の角で一定して前下方に走り、アシカよりも腹側にまで広がる。

ムササビは四肢と尻尾をのばし、それらのあいだの飛膜を張って滑空する。ムササビの皮膚を丹念に剝いでいくと、後肢と尻尾の先のあいだに斜めに細い皮筋がはしっているのがわかる。膜を張った時やたたんだ時にたるんだり、だぶついたりしないようにしているのだろう。

皮筋は防御にも役立っている。ハリネズミやミツオビアルマジロは体を丸めて身を守るが、いずれも皮下に体幹皮筋が縦走している。ハリネズミよりもずっと危険なヤマアラシの刺《とげ》も毛の変化したものだが、長さ約三〇cmで鉛筆ほどの太さにもなるこの刺を立てるのも皮筋の仕事である。

ウマなどの大型獣は四肢をもっぱら体重支持につかっていて、脇腹にハエやアブやカがたかっても手も足も口もだせない。その代わり体幹皮筋をピクピクッとふるわせることでおいはらうことができる。胴の後のほうは尻尾の担当なので、ウマの体幹皮筋は首と胴の前半に分布している。

いっぽう同じ哺乳類でありながら霊長類の皮筋は退化していく。退化の徴候はすでに下等霊長類にみられ、ヒトをふくめ類人猿の体幹皮筋はほぼ退化して、皮筋は頚の広頚筋と頭の表情筋にかぎられる。それは腕がきわめて自由になって、体のどこにでも手が届くようになったからである。

ただし、ヒト以外の霊長類にみられる皮筋がかなりの頻度でヒトにも生じる。腋の下のくぼみ（腋窩《えきか》）の前の土手は大胸筋、後側は広背筋がつくっている。このあいだに張るのが腋窩筋膜で、哺乳類の体幹皮筋の痕跡といわれている。人体解剖でも、ときには腕のほうにくぼむ平たい三日月形の筋が、広背筋から腋窩をまたいで大胸筋まで橋をかけていることがある。これを筋性腋窩弓といい、日本人では側数で一〇%弱の頻度で出現すると報告されている。

4-5　ヒトにはないヒゲ

ヒゲをもたないことがヒトと獣のちがいだといったら、リンカーンや明治天皇など「ひげ自慢」たちに叱られそうである。ふつうヒゲというと口ひげ、顎ひげ、頬ひげといった口のまわりに生える毛のことをさす。しかしこれらの毛は生える場所によって毛髪や眉毛や腋毛と区別されているだけで、ふつうの「毛」であることに変わりはない。

これに対してヒト以外の哺乳類には、触毛《しょくもう》（洞毛《どうもう》、感覚毛）とよばれる別のタイプの毛がある。触毛とか感覚毛の名は無脊椎動物の触手や触角と同じように触覚器としての機能からつけられた。洞毛は毛根が静脈洞という海綿状組織につつまれることからそうよばれる。

触毛はふつうの毛よりもはるかに長く、太く、毛根には横紋筋がそなわる。毛穴の部分には乳頭という小さな皮膚の隆起がある。基部には豊富な神経がきていて、毛がなにかに触れてうごくと感知できるようになっている。ふつうの毛にもこうしたはたらきがあるが、その触覚機能が特殊化し鋭敏になっている。ちなみに毛のないナガスクジラ類の唇にある毛のようにみえる一㎜ほどの隆起もきわめて鋭敏な触覚器である（次ページ写真4-2）。

触毛は四足動物の前端になる顔に集中し、上顎（上唇《じょうしん》触毛）、眼の上（眉《まゆ》触毛）、眼の後の頬骨《きょうこつ》

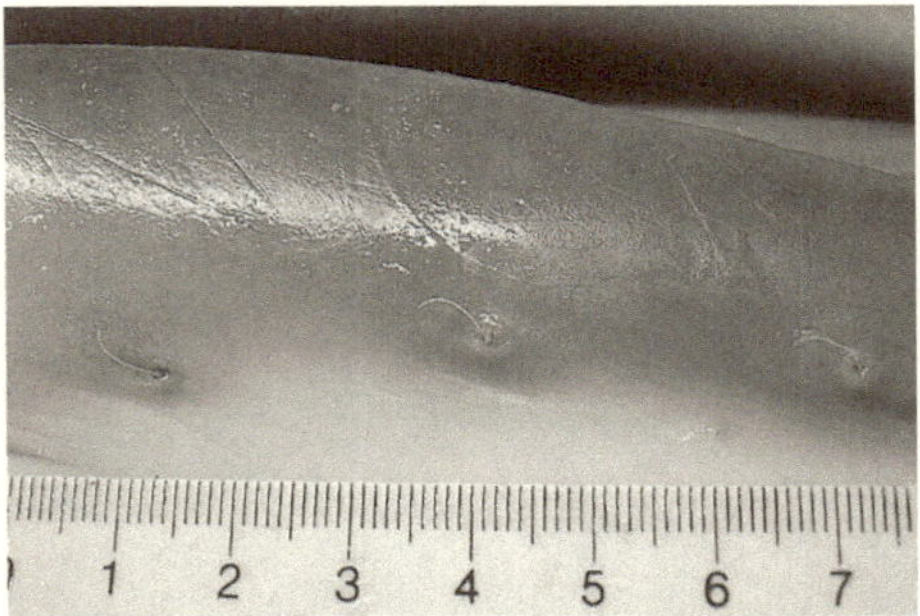

写真4-2　ミンククジラの胎児の上唇触毛
胎児では小隆起の上に短い毛が生えている。

（頬《ほお》触毛）、顎の先（顎《あご》触毛）、下顎の下面（咽《のど》触毛）の五ヵ所に生える（図4-8）。そこは顔面の知覚を司る三叉神経のおもな枝が神経孔から皮膚に出てくる位置にあたる。

触毛は接触によって体のまわりの情報を伝える感覚器なので、ほかの感覚器が未発達の薄暮性か夜行性の原始的哺乳類でとくに発達する。ジャコウネズミのとがった吻《ふん》（鼻さき）のまわりには放射状に触毛が生えていて、毛の先が体の横断面の輪郭に対応している。このおかげで暗い穴でもとおれるかどうかが判断できる。有袋類では顔のほかに手首の小指側（手根《しゅこん》触毛）や肘《ひじ》、踵《かかと》にもみられる。同じ手首でも親指側ではなく小指側なのは、四足姿勢をしたときに体の外側にあたり、体幅センサーとして働くからだろう。

原始哺乳類のツパイでは手首と肘の触毛すべてがそろっている。原始的霊長類のキツネザル類にも原始哺乳類に典型的な触毛すべてがそろっている。ところがロリス類では退化していて、顔では上唇触毛以外ほとんどないらしく、手首の手根触毛（図4-9）は欠けている。メガネザル

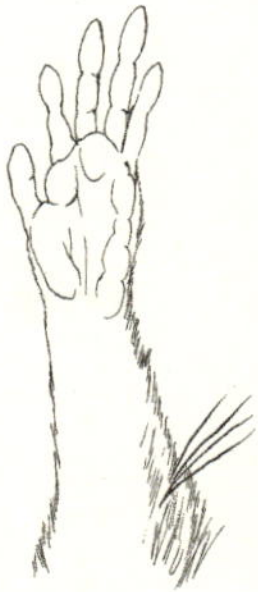

図4－9
キツネザルの
手根触毛

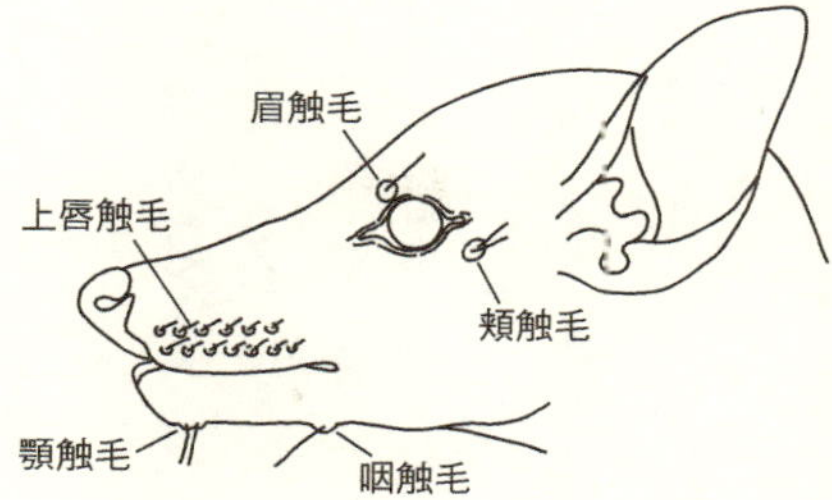

図4－8　哺乳類の顔の触毛（模式図）

の顔の触毛はロリス類ほどではないが退化していて、手根触毛は若い個体にはあるが、成体では欠けるか見わけにくい。新世界猿にはまだ上唇触毛と眉触毛がのこり、キヌザルでは手根乳頭にも触覚がある。旧世界猿では顔の触毛はさらにめだたず、類人猿やヒトにはもう触毛はない。

ではこれらの感覚毛はなぜ退化したのだろう。霊長類の進化は樹上生活と関連している。原猿から真猿になると、鉤爪《かぎづめ》から扁爪《ひらづめ》に変わる。鉤爪では木にくい込ませて体重を支える。これに対して扁爪の指では、むきあった指でつかむことでより大きな体重でも支えられる。扁爪になったために指先の面積が広がり、そこに指球が発達する。高等霊長類の指球は、かなり細かいものまで識別できる敏感な触覚器となっている。こうした指先の発達につれて、触毛は徐々にとって代わられたのだろう。

また、ほとんどの哺乳類の個体間コミュニケーションは臭《にお》いでなされる。サルやヒトではこれらの機能がないわけではないが、色の表示や動き、とくに顔のパターンで補われる。後期の霊長類では顔面筋が高度に分化し重要な役割を果たす。顔がコミュニケーションにつかわれるようになるにつれて、口のまわりのヒゲの感覚機能は退化し、手や尻尾にひきつがれることになった。

ヒトの胎児では手首の小指側に小さな皮膚の乳頭がみられることがある。この乳頭はほんのつかの間のもので触毛が生えるわけではない。しかしこれこそヒトの遠い先祖にも下等霊長類に特有の手根触毛があったことの証拠なのである。

4-6 耳に「ダーウィン」

ヒトの耳（耳介）はじつに入り組んでいるが、解剖学ではそのでっぱりやくぼみにもいちいち名前をつけていて、筋や靱帯をのぞいても二六個もの解剖学用語がある。たとえば耳の穴（外耳孔）の前にある小さな突起を耳珠《じじゅ》、そのむかい側にある突起を対珠《たいじゅ》という。耳珠と対珠のあいだのくぼみを珠間切痕《じゅかんせっこん》といい、最近の小型イヤホンはここに引っかける。耳介の縁が耳輪《じりん》である。そして耳輪の下方には軟骨のない耳垂《じすい》（耳たぶ）が垂れ下がる。イヤリングやピアスをつけるところである（図4-10）。

先にみたように、外耳道はもともと一番前のエラ穴なので、耳の穴をとりかこむ耳介は、穴より前は顎骨弓、後は舌骨弓からできる。ヒトの六週齢の胚子では、耳の穴のもとになる第一鰓溝《さいこう》のまわりには六つの丸い結節ができる（図４‐11）。このうち顎骨弓からできる前の三つが下から耳珠、耳輪脚《きゃく》、耳輪の前部になり、舌骨弓からできる後の三つが下から対珠、対輪、対輪脚になる。耳介の後縁をふくむ耳輪の大半と耳垂は、舌骨弓の結節の後にある皮膚が隆起してできる。

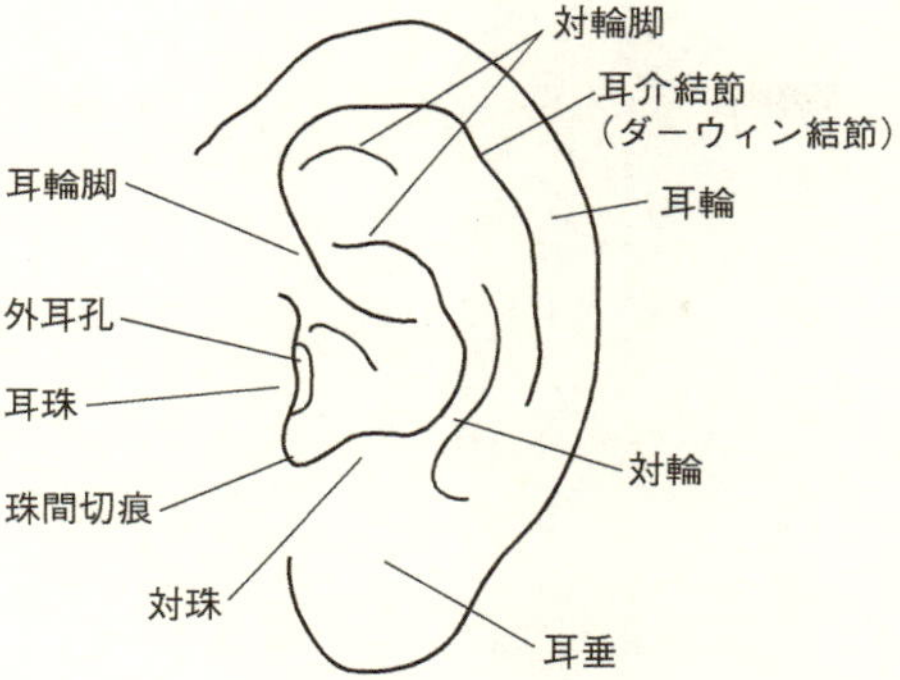

図４-10　ヒトの耳介
部位ごとに細かく名前がついている。

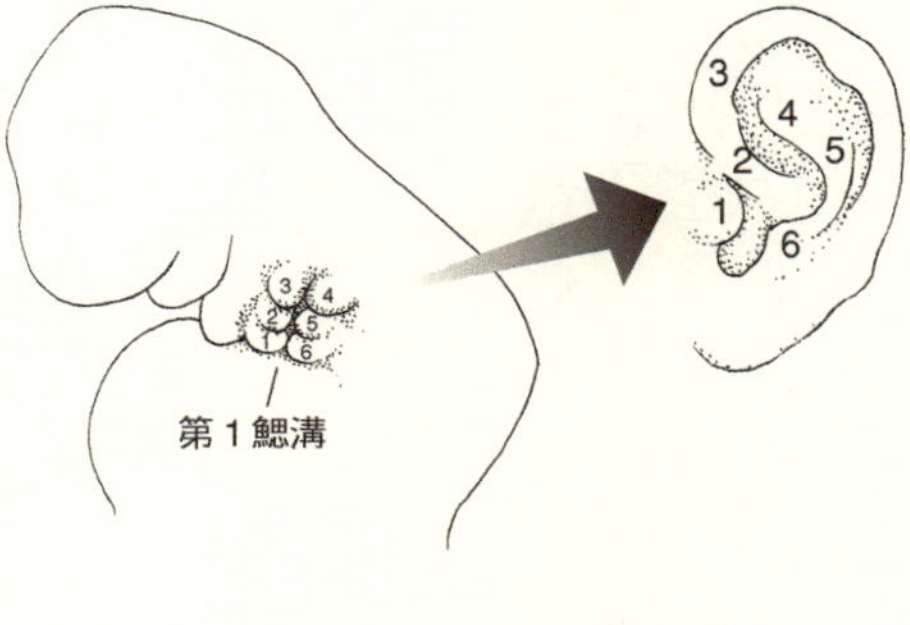

図４-11　耳介の発生

聴覚器官としての耳は内耳、中耳、外耳に三分されるが、この順に内から外へと進化してきた。つまり魚類にあった内耳の一部が両生類で拡大して中耳が加わり、爬虫類段階で外耳のうちの外耳道ができ、獣類になって初めて耳介が現れる。

哺乳類の耳介はじつにさまざまである。水生獣やモグラのような地下生動物の耳介は退化する。シカやレイヨウ、ロバなど聴覚が鋭くて無防備な走行性草食獣ではラッパ状に広がる。コウモリのように夕暮れに活動し、超音波による反響定位を利用して障害をさけ、獲物をとる動物では、きわめて複雑で体のわりに大きい。ゾウの耳も体のわりに巨大化している。この耳介は単なる集音装置ではなく、体温調節機能をあわせもっている。表面積が広く薄い皮膚にはくまなく血管が分布していて、はためかせることで放熱する。ウサギの耳も同様で、走るときにはピンと立てて風をうけ、熱を逃がす。

このように多くの動物は耳介筋によって耳をうごかすことができる。耳介筋はヒトにもあるが、ほとんどの人はうごかせない。かといって耳をうごかせないことがヒトの特徴にはならない。オランウータンやチンパンジーでも大多数の人と同じくらいうごかせないからだ。

霊長類の耳はウシやウマのような有蹄類にくらべるとずっと短い。ツパイやキツネザルの耳は大多数の哺乳類のように多少ともとがっていて、その先端はサチュロス突起という（図4-12）。キヌザルの耳は大きく先がとがるが、その他の真猿類の耳は小さく、輪郭はほぼ丸くなる。旧世界猿にはさまざまな退化段階の耳輪の先があり、耳の縁の形で二分できる。マカック型では耳輪の縁が巻き込まず先がとがる。オナガザル型では対輪の発達がよく、耳輪の縁は巻き込むが後縁にそって先は下がる。

ブタ、ヒツジ、ヤギ、イヌ、ウサギといった家畜には「垂れ耳」が生じることがある。家畜化したことによって安全が保障され、野生動物にとっては不可欠の警戒心を失ったことの表れである。霊長類で耳輪の縁がまきこんでとがった先がなくなるのも、耳の機能の退化の表れだろう。

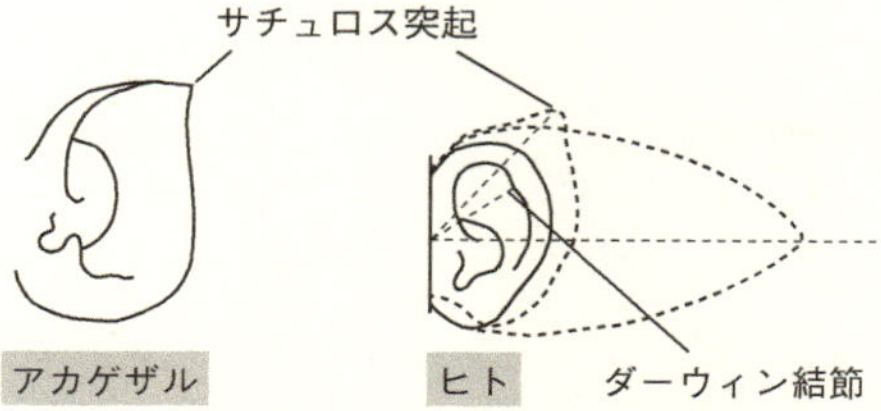

図4-12　アカゲザルとヒトの耳介
とがった耳介の先にあたるサチュロス突起が内側にひるがえったなごりがダーウィン結節。

ヒトの耳介は大型類人猿のものによく似ている。耳介ヒダの変異は大きく、個体識別にも利用できるほどである。珠間切痕にはU字形のチンパンジー型と大きく開いたオランウータン型がある。耳垂にも二つのタイプがあり、それがつく皮膚とのあいだのなす角によって密着型と分離型にわけられる。三〇～六〇度で皮膚につくのが密着型、一二〇～一五〇度が分離型である。

ヒトの耳輪の外側上方で内側にむかう小突起が耳介結節《じかいけっせつ》

である。見た目ではわからなくても指先でなぞっていくと、ちょっとした不連続として触れることができる。かのダーウィンが、この突起を動物のとがった耳の先が内側にひるがえってできたものにあたるとみなしたことからダーウィン結節ともよばれる。

ヒトの胎児の四〜六ヵ月齢の耳介の形はマカック型に似、八ヵ月からはオナガザル型に似る。ダーウィン結節は胎生六ヵ月で発達する。したがってヒトでときにみられる、めくれない耳輪やダーウィン結節は、類人猿というよりはむしろ旧世界猿のなごりといえるのである。

第５章

三〇〇〇万年前から
類人猿より

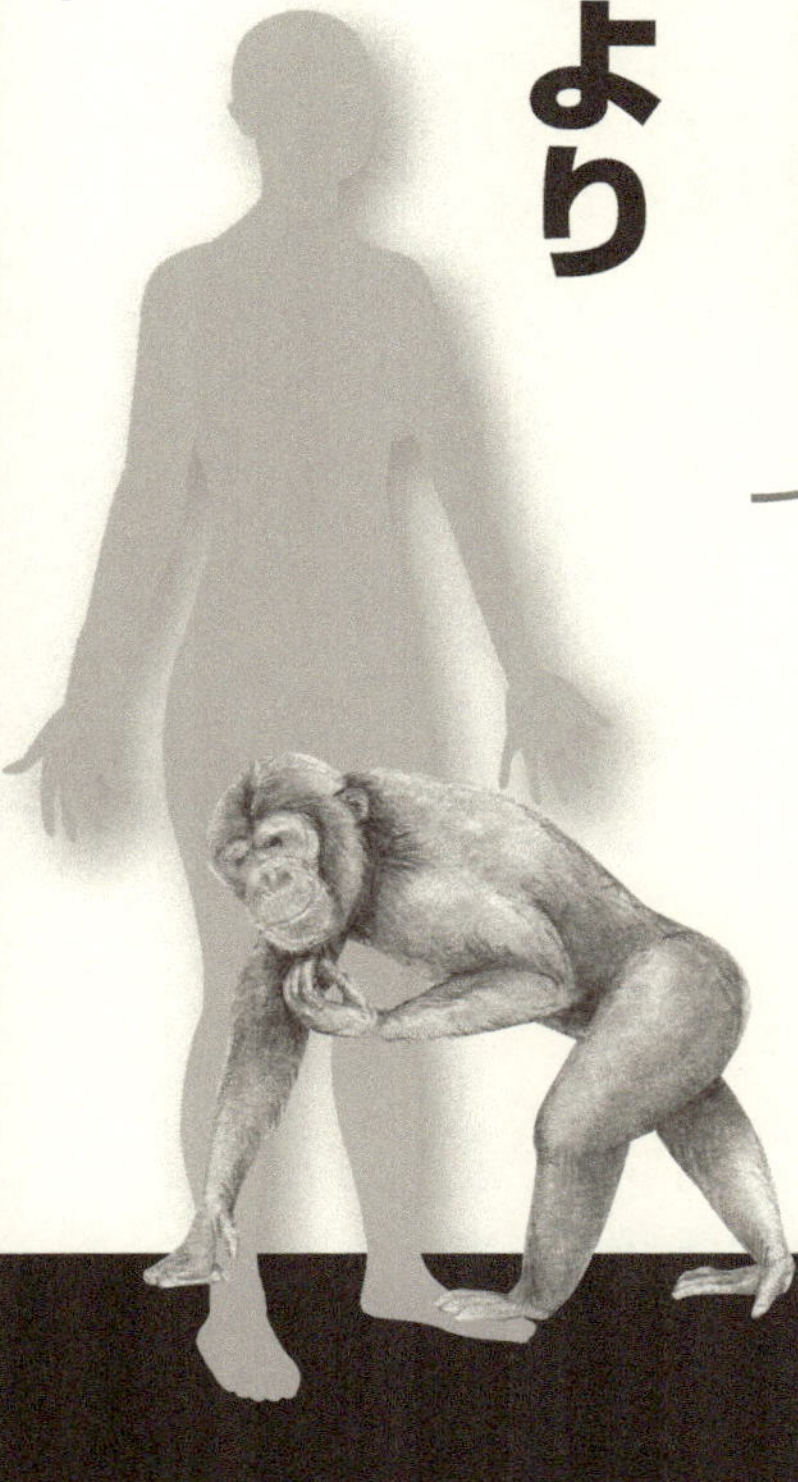

5-1　第三の瞼——半月ヒダ

鏡の前で上下の瞼《まぶた》（眼瞼《がんけん》）を広げてみよう（図5-1）。目頭の瞼の縁にある針でついたような小穴が涙点、つまり涙の排水口である。目頭には排水調整池にあたる涙湖があり、そこをうめるピンク色の粘膜の塊を涙丘《るいきゅう》という。さらに黒目を外に流し目にしてみよう。白目に引きずられるように涙丘の外側に半月ヒダ（正式には「結膜半月ヒダ」）が出てくるはずだ。これは退化した瞬膜《しゅんまく》のなごりである。

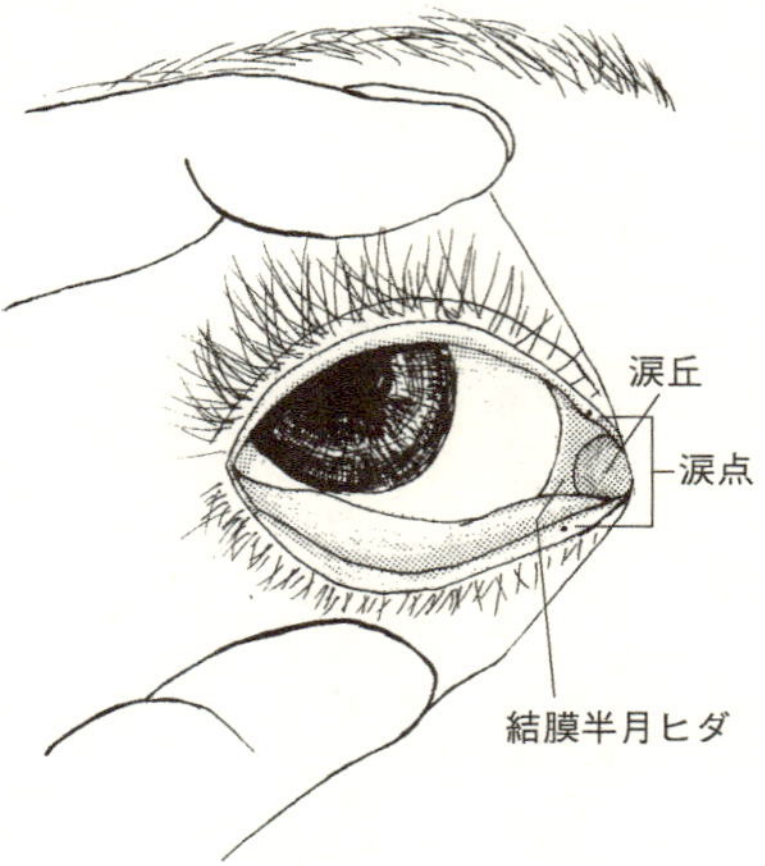

図5-1　ヒトの眼
目頭の涙丘の下にみえるのが半月ヒダ。

漆黒の体のカラスは瞬膜を観察するには格好の相手となる。間近に接する機会があったらそれとなくみてみよう。じっとにらむと逃げてしまうが、おだやかな表情でゆっくりうごけば近づける。しばらくみていると眼の表面を白いものがサッと横切る。これが鳥の瞬《まばた》きで、白い膜が瞬膜だ。筆者はビデオカメラでダチョウの大きな眼の目頭から白い瞬膜が出てきた瞬間をとらえたことがある（写真5－1）。

ちなみに瞬間とは、文字どおり瞬きするほどの短い時間という意味だ。鳥には眠るときに閉じる上下の瞼とは別に、瞬き専用の瞼がある。上下の瞼のことを上・下眼瞼《かがんけん》というので、瞬膜のことを第三眼瞼ともいう。

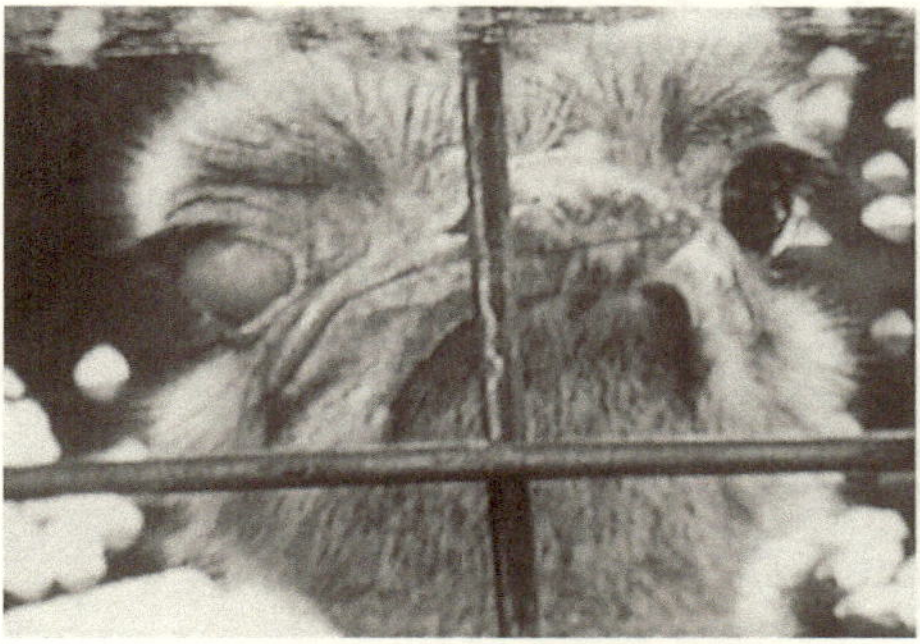

写真5－1　ダチョウの瞬膜
ふつう左右同時に閉じるが、ここでは右眼だけにみられる。

ではそもそも瞼とはなんのためにあるのだろう。眠るときには閉じるので、光を遮断するためにあると思うかもしれない。しかし瞼のない魚でも眠る。瞼ができるのは両生類からである。水生のサンショウウオのような有尾類になく、陸生の四足動物にあるのだから、どうやら生息環境と関係がありそうだ。

眼球の表面にある透明の角膜は乾くと白濁してしまう。このためたえず湿らせておかなくてはならず、瞼の内側には液体を分泌する腺がある。たとえばカエルでは下瞼《したまぶた》の下にそう結膜の袋に瞬膜腺が開き、膜に油をぬっている。これが涙を分泌する涙腺《るいせん》のはじまりである。

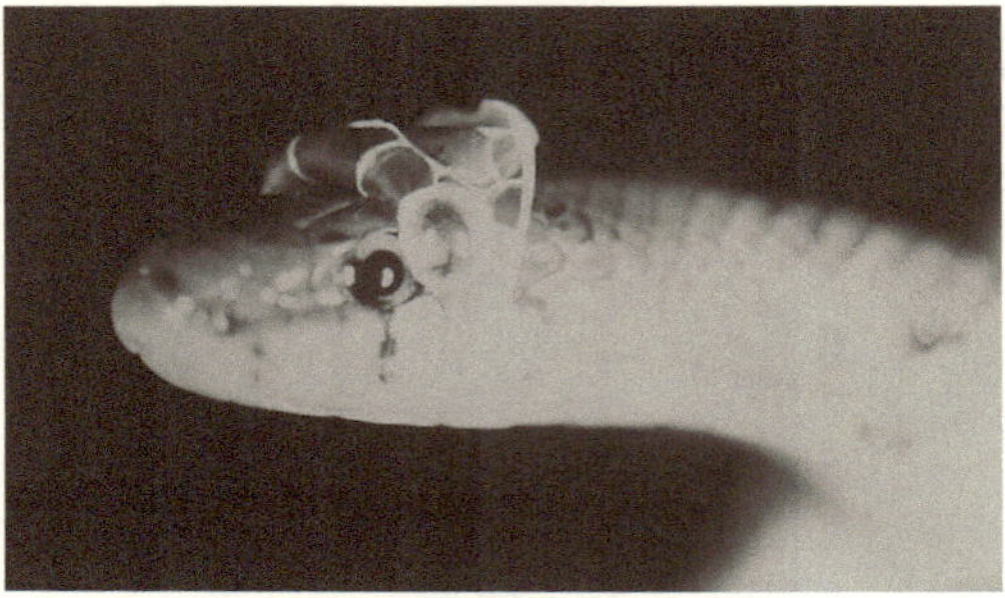

写真５－２　ヘビの脱皮
眼をおおう透明の鱗もいっしょに脱皮する。

多くの爬虫類や鳥では瞬膜がよく発達していて、眼球の表面全体をおおうこともある。爬虫類ではワニをのぞき下《した》瞼《まぶた》のほうが上瞼《うわまぶた》より大きく、よくうごく。瞬膜は目頭から目尻のほうにうごく。ヘビの目は瞼がないので瞬きしないといわれる。しかし先にのべたように、角膜を露出していたら濁ってしまう。じつは瞼が透明になってゴーグルをかけたようになっている。これがまわりの皮膚とつながっているので、脱皮するといっしょにむけてしまう（写真５－２）。この透明な「ゴーグル」が、ほかの爬虫類の瞬膜にあたるらしい。

両生類では涙腺も瞬膜腺も下瞼の目頭付近にあるが、爬虫類や鳥では涙腺だけが目尻のほうへ移る。哺乳類では涙腺が目尻の上方の内面についている。また、上瞼のほうが下瞼より大きくよくうごく。つまり涙腺はまず下瞼の目頭付近にでき、目尻をまわって上瞼に移ってきたことになる。まれに下瞼に涙腺が開く人がいるが、これは涙腺の移動の進化の証拠となる。いずれにしろ涙腺は上下の瞼のよくうごくほうについているので、角膜の表面をぬぐうという目的にかなっている。

ネコの瞬膜は大きく、眼全体をおおうが、一般に哺乳類では瞬膜がいくらか退化する。また哺乳類には睫毛《まつげ》の内側に瞼板腺《けんばんせん》という脂腺ができる。この油によって眼球の表面と瞼とのあいだの滑りがよくなる。ちなみに麦粒腫、関東でいう「ものもらい」、関西の「めばちこ」は、この瞼板腺や睫毛の別の脂腺に菌がはいって化膿したものである。

類人猿やヒトでは瞬膜はさらに退化して半月ヒダとなる。半月ヒダの相対的な大きさは年齢や人種によって大きく異なる。新生児や一歳児のほうが年長にくらべて幅広い。

では瞬膜はなぜ退化したのだろう。哺乳類で瞼を開く上眼瞼挙筋《じょうがんけんきょきん》は、眼球をうごかす外眼筋《がいがんきん》とおなじ系統の体性筋、瞼を閉じるのは眼輪筋《がんりんきん》という表情筋である。表情筋はもとをただせば34ページ「耳の穴はエラの穴」でみた鰓弓、第二内臓弓の舌骨弓筋である。魚類時代にはエラにかかわり、爬虫類では喉《のど》をひきしめる筋だった。この筋が顔面に進出して本格的に「顔の窓」の開閉にたずさわるようになったのは、哺乳類からである。つまり瞬膜は瞼という真打ち登場までのつなぎ役だったのかもしれない。

5-2　直立二足歩行の証——大腿骨の第三転子

骨がもろくなったお年寄りは大腿骨のつけ根を骨折しやすい。そこは股関節の外側の突出部

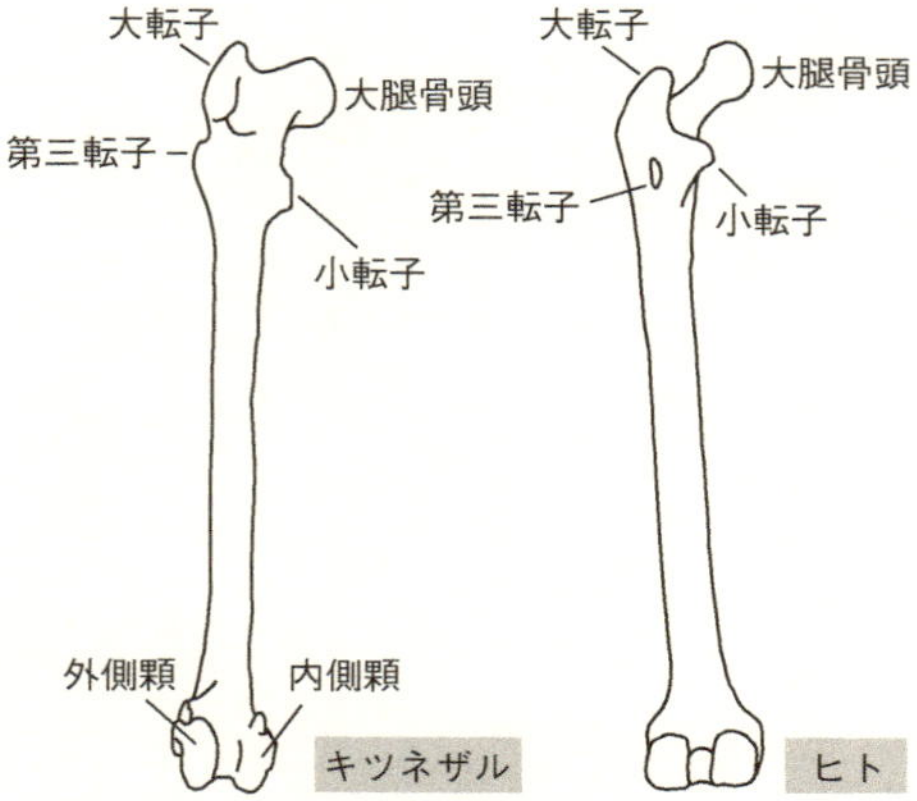

図5-2　大腿骨の比較（左側・後面）
キツネザルには第三転子があるが、ヒトではまれにしかない。

で、体表からも触れてわかる硬いでっぱりである。横にころぶとじかに衝撃がつたわるので、ここで折れやすいのだ。

硬いでっぱりは大転子《だいてんし》といって、中殿筋《ちゅうでんきん》と小殿筋《しょうでんきん》がついている（図5-2）。これらの筋は股関節の外側から大腿骨をひっぱり、大腿を外転、つまり股を開くことになる。転子とは玉や輪のことで、脚を回す筋の付着点をさす。大転子というからには小転子もある。小転子は腸腰筋《ちょうようきん》が股関節の下で大腿骨につくところである。腸腰筋は股関節を曲げる筋で、脚を踏み出したりボールをけったりするときにつかう。両側がいっしょに収縮すると、胴体が前に倒れておじぎをする。

ヒトでは大腿骨のつけ根の近くにある筋の付着点は、ふつう大転子と小転子の二つだけだが、もっと多い動物もいて、そのばあいは第三転子とよぶ。なお、哺乳類とは別の筋がつく爬虫類では同じ名前が使えず、大転子、内転子、第四転子となる。ワニや恐竜では第四転子が発達するが、ここには強力な尾大腿骨筋《びだいたいこつきん》がつく。

第三転子はウマなどの奇蹄類やネズミなどの齧歯類にみられる。ウマやサイの第三転子の発達は著しく、骨体中央から外側に大きく張りだす。霊長類の始祖に近いツパイの第三転子は発達がよい。霊長類でも原猿類のキツネザル類ではほとんどにみられる（図5-2）。ただし、位置はツパイよりもずっと上に移って大転子の下にくる。

真猿類段階から第三転子の退化がおきて、広鼻猿のキヌザルでは痕跡的になる。チンパンジーでは一〇％弱にみられるが、決してヒトのようには発達しない。ゴリラやオランウータンの大腿骨には第三転子はない。

ヒトの第三転子はネイティブアメリカンで約四〇％、ヨーロッパ人では約三〇％、中国人では一〇％強、日本人では二五％の割合で現れ、類人猿より頻度が高い。真猿類でいったん退化したはずの第三転子がヒトではなぜより高い頻度でみられるのだろう。

ヒトの大殿筋は大腿骨の後面にある殿筋粗面《でんきんそめん》につく（次ページ図5-3）。大殿筋はヒトの特徴ともいえる殿部のふくらみをつくる筋で、四足歩行動物から二足歩行に転換したときからふくらんだ。

この過程で骨盤上部の腸骨の幅が広がり、下部が狭まった。これにつれて腸骨の後面からおこる殿筋群の作用にも逆転がおきた。四足歩行では中殿筋が股関節をのばし、ヒトの大殿筋にあたる筋が屈曲や外転に働く。これに対して二足歩行のヒトでは大殿筋でのばし、中殿筋で外転するようになったのだ。

一般に筋が発達すればそれがつく骨の面積が広がったり、骨の突起が拡大、突出したりする。大殿筋で股関節をのばすには、筋膜につくより、じかに骨につくほうが効率がよい。つまりヒトにみられる第三転子は、キツネザル段階への先祖返りというより、直立したことで機能転換した大殿筋の拡大強化による殿筋粗面の再発展とみることができる。

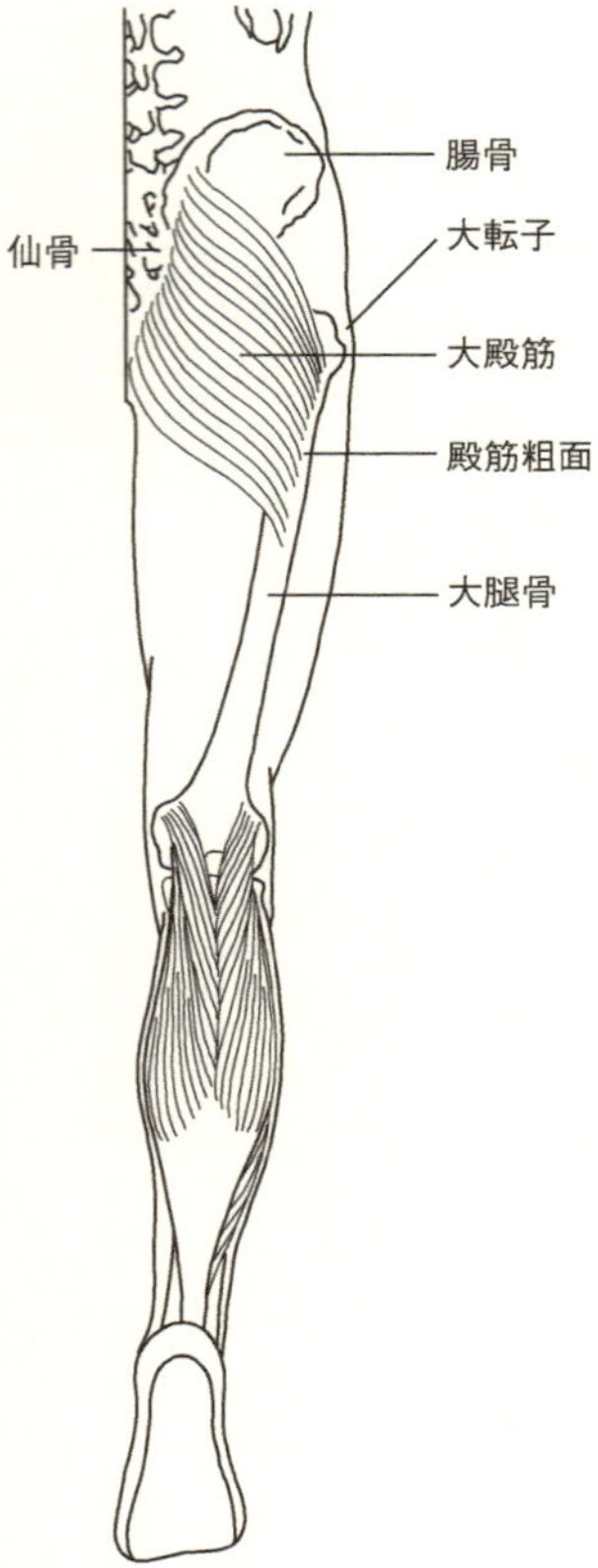

図5−3　ヒトの下肢（右側、後面）

大殿筋は仙骨と腸骨からおこり、大腿骨の殿筋粗面につく。

5-3　尻尾はなぜ消えたのか

ごくまれに尻尾《しっぽ》のある人がいて、長いものでは二五㎝にもなる（図５−４）。こうした尻尾はうごかせることが多く、筋や脂肪、尾椎《びつい》の痕跡までのこっていることがある。ヒトの胚や胎児には尻尾があるから、先祖に尻尾があったのはあきらかで、一八〇〇万〜一七〇〇万年前の類人猿プロコンスルから失われたとされる。

じつは尻尾の有無は動物界を二分するほど大きな特徴である。これは体の形づくりのしかた、つまり発生過程のちがいによる。多細胞生物の体の内部には養分を吸収する空所がある。原始的なクラゲや海綿ではそこにつうじる出入り口をかねた穴が一つあくだけだ。しかしほとんどの動物では反対側にもう一つの穴があき、二つの穴のあいだが腸管となる。発生過程でまず口があき、後から肛門ができるタイプ（旧口動物）とその逆のタイプ（新口動物）がある。脊椎動物は新口動物の一員で、無脊椎動物はほとんど旧口動物である。

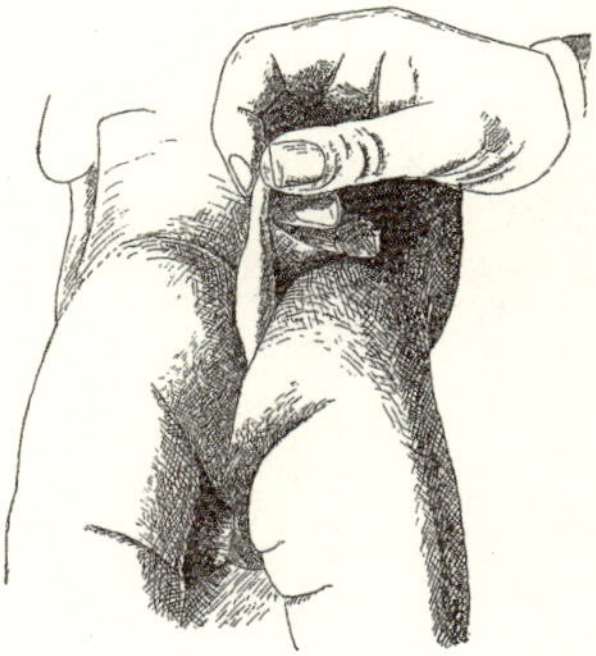
図５−４　６ヵ月の子供の尻尾の例

旧口動物の肛門は体の最後端にあくのに対して、新口動物では肛門より後に体が突出する。これが尻尾である。どこからが尻尾か決めにくいヘビやウナギも肛門（総排泄腔）より後が尻尾なのである。ミミズは最後端に肛門があくので尻尾はない。またトンボの「尻尾」もじつは腹で、その先を水につけて産卵するのをみてもわかる。

そもそも尻尾というのは泳ぐための器官だった。同じ新口動物でも底生のウニやヒトデは星のような放射相称だが、脊椎動物は左右対称となり、口のあるほう（前）に進むよう反対側に尻尾ができた。口のまわりに鼻や眼ができ、神経管の前端がふくらんで脳が分化すると、そこを頭という。脊椎動物の先祖にあたるナメクジウオ（26ページ写真1－1参照）のような原索《げんさく》動物にはまだ頭がないので無頭《むとう》動物ともいう。したがって頭よりも尻尾のほうが由緒正しいといえる。

遊泳器としての尻尾は魚類ではいまでも役に立っている。両生類でも水中にとどまったサンショウウオのような有尾類《ゆうびるい》では魚と同じようにつかわれるが、カエルのような無尾類《むびるい》では水中では後肢による「カエル泳ぎ」、陸では「カエル跳び」で進むので尻尾は退化した。

ところが多くの爬虫類は陸生でも尻尾が発達している。それは遊泳器から後脚の推進筋の付着点へと機能転換したためである。筋は収縮して引くことしかできないので、左右に広げた四肢を後にけって歩く爬虫類では、脚を後に引く筋（後引筋《こういんきん》）がなくてはならない。こうして後脚の後引筋の付着点として尻尾が必要になった。さらに後脚だけで歩く二足性恐竜ではこの筋が推進筋のすべてとなり、そのうえ股関節を支点とする頭胴部とのバランス上、尻尾が長大となるのは避けられなくなったのである。

いっぽう下方型の哺乳類では、後半身の体重を支える筋と推進筋を中殿筋がかねるようになって、推進筋付着部としての尻尾の役目はおわった。そうなると尻尾も細くなり、爬虫類にくらべて胴と尾の区別がはっきりつくようになる。ただしカンガルーやアリクイ、アルマジロといったグループでは、まだ尻尾のつけ根が太く、原始性をのこしている。不要になった尻尾はここでふたたび機能転換をはかる。しかも多種多様な生活型をもつ哺乳類ではじつにバラエティに富むことになった。

小獣類やモグラのような掘削動物では後方をさぐる触覚器や防御用の信号となる。リスやキツネなどの小・中型獣では体の保温や平衡器としてつかわれる。サルやキンカジューのような樹上でくらす登攀《とうはん》動物では尻尾を第五の手としてもちいる。コウモリやムササビ、ヒヨケザルなどの飛行・滑空動物では飛膜の支柱となる。地上の大型有蹄類はハエやアブなどをおいはらうのにつかう。イタチやマングースなどよく立ち上がる小獣類では後肢と尻尾で三脚立ちをする。カンガルーはふだん三脚立ちをし、跳躍するときには重い尻尾をバランサーとしてつかう。はねているのをみると、尻尾の上下動が後脚《あとあし》の前後動と同調していて、頭胴部が上に跳ねかえるのをおさえていることがわかる。ヒョウなど木に登るネコ類も尻尾をバランサーとしてつかうが、ボブキャットなど地上性のものほど退化する。水にもどったクジラや海牛類といった二肢性水生獣では、尻尾が本来の遊泳器にもどって鰭形《ひれがた》になる。アシカ、アザラシなどの鰭脚《ききゃく》類では四肢で泳ぐため

	尻尾なし	長い尻尾	把握尾
樹上性有袋類	コアラ	クスクス（ユビムスビ）	リングテイル
樹上性食肉類	—	ヒョウ	キンカジュー
原猿類	インドリ スローロリス	キツネザル ガラゴ	—
広鼻猿類	ウアカリ	キヌザル	クモザル
狭鼻猿類	類人猿	グエノン ラングール	—

表5-1　尻尾の形と種類

尻尾の長いのは活発な跳躍動物。ないものは手で枝をつかんでゆっくり登る。

尻尾は退化する。

霊長類のうち真猿類は新世界猿、旧世界猿、類人猿にわけられる。これらは尻尾の特徴で簡単にみわけられ、それぞれオマキザル、オナガザル、オナシザル類にあたる。前二者には例外があるが、類人猿はすべて無尾猿《むびえん》で、英語でも尻尾のあるモンキー（monkey）に対してエイプ（ape）と、ざっと区別されている。

類人猿とヒトが属するヒト上科《じょうか》でなぜ尻尾が退化したのかをめぐっては、長年議論が闘わされてきた。垂直に座る習性が尻尾を失わせたという見解は、オナガザル類にみられる長い尻尾と尻ダコとの相関を無視している。骨盤と尻尾を結ぶ骨盤尾筋《こつばんびきん》は内臓支持と尻尾のうごきを同時にはできないだろうから、尻尾がなくなったのは直立姿勢によるという見方もある。しかし完全に立ちきれていない類人猿にも尻尾はなく、尾椎数はヒトよりも少ないので、いま一つ説得力がない。

座るか直立するかにかかわらず、樹上性動物の中にも尻尾の長いものと短いものがいる。異なる分類群でくらべて、尻尾の有無と運動様式とに相関がみられれば、尻尾の退化との関係がわかるかもしれない（表5-1）。じっさい尻尾の長いのは活発な跳躍動物で、尻尾のない有袋類や霊長類は手で枝をつかんでゆっくりと登る。しかし尻尾のない類人猿でもテナガザルは敏捷に腕渡りをする。尻尾の退化の説明は容易ではない。

5-4　口の天井に「洗濯板」

口の中に指を入れてなぞると、上には意外に高い丸天井（口蓋）のあることがわかる。前のほうは骨があって硬い硬口蓋《こうこうがい》、奥のほうは骨がない軟口蓋《なんこうがい》である。軟口蓋の先にはノドチンコ（口蓋垂《こうがいすい》）がぶら下がり、ものをのみ込む瞬間に跳ねあがって気道をふさぐ。

硬口蓋には洗濯板のような凹凸の畝《うね》（横口蓋《おうこうがい》ヒダ）がある。これはすでに単孔類にもあるので、きわめて原始的な哺乳類の特徴であることがわかる。ヒダ（横稜）の数は多くの原始的哺乳類ではもっと数が多いが、類人猿では一〇前後、ヒトでは七〜五に減る。胎児や新生児のほうがよく発達し、年をとるとまず規則的な配列がなくなり、高齢者ではほとんど、ないしは全くなくなる。このことからもヒトの横口蓋ヒダは退化器官であるといえる。

ではこのヒダはなんのためにあるのだろう。爬虫類段階まで腸管の入り口は平屋だった。哺乳

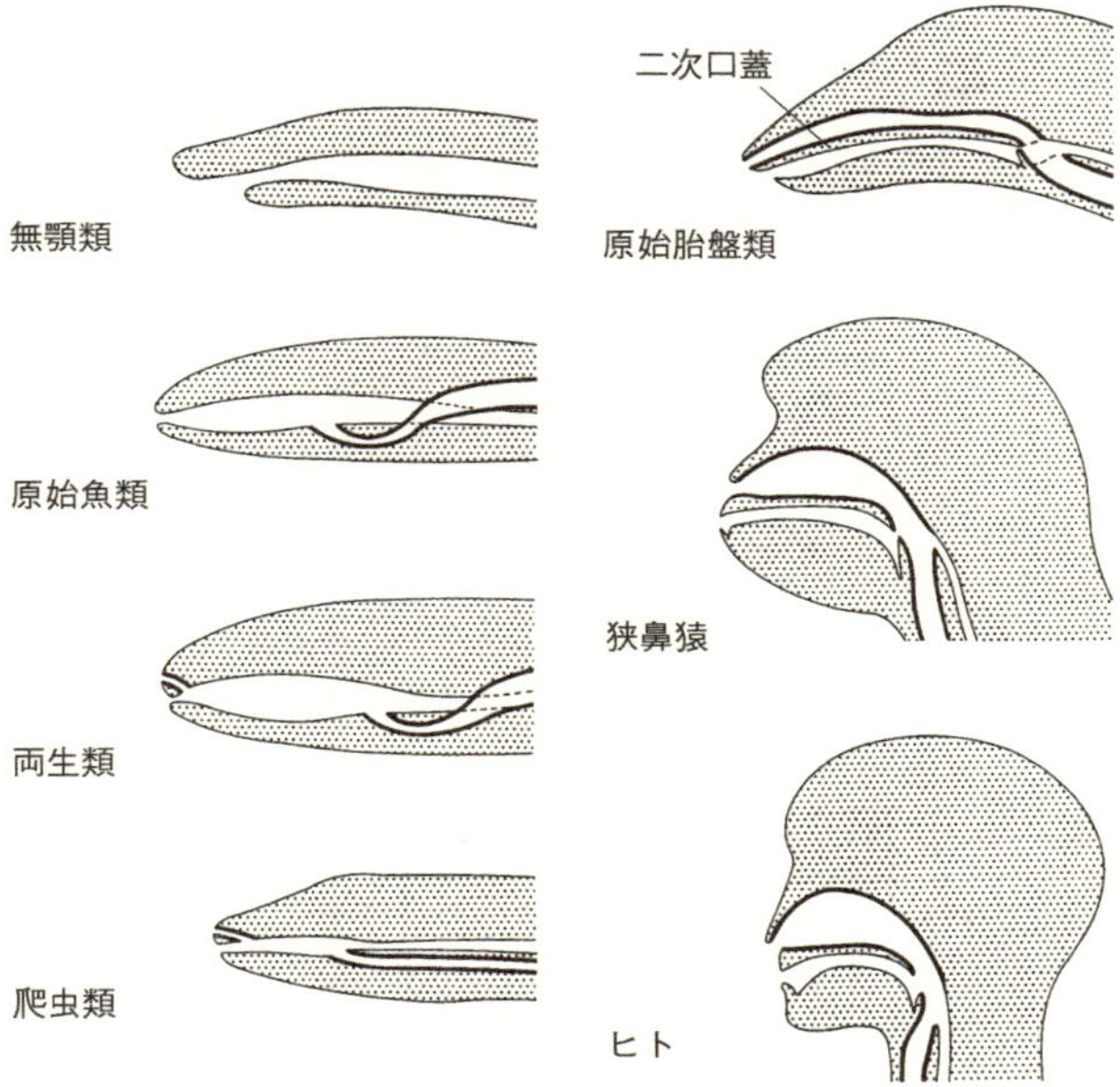

図5-5　二次口蓋の構造模式図（太線が気道）

類になるとそこが仕切られて二階建てになり、一階が食物をとりいれる口腔、二階が酸素をとりいれる鼻腔となった。新たにできたこの仕切りのことを二次口蓋という（図5-5）。

二次口蓋ができたことは脊椎動物の進化にとってきわめて大きな意味をもつ。空気も食物もとおる相部屋だと、口に食べ物がつまっているときは息ができないので丸呑みするしかない。それが二階建てなら気道が確保されているので息ができる。こうして口の中でゆっくりと咀嚼するゆとりが生まれた。咀嚼という口腔内消化のおかげで消化効率が飛躍的に向上した（41ページ「口の中のサメ肌」参照）。これは毛の獲得とも相まって、哺乳類の恒温性獲得の基礎となった。

横口蓋ヒダは咀嚼時に食物を確保するのを助けるものとされている。その証拠として、イルカや鰭脚類のように歯が同じ形（同形歯《どうけいし》性《せい》）になって咀嚼をしなくなると横口蓋ヒダもなくなる点があげられる。

しかし同じ咀嚼をしない食肉類でも、イヌやネコのような陸生のものでは横口蓋ヒダがよく発達している。これらの動物では顎にくわえた獲物が逃れようともがくのをしっかり捕まえておくのに役立つとされる。いっぽう咀嚼をする草食の海牛類ではヒダが目立たなくなる。こうしたことから横口蓋ヒダの発達程度は、咀嚼するかどうかや歯の形よりも陸生か水生かという生息地と関連するのかもしれない。

横口蓋ヒダのパターンは原始型とV字型の大きく二型にわけられる。原始型ではヒダが八本前後あり、前にやや凸に湾曲している。V字型のほうがヒダが多く、ときにはタイルのように密につまる。原始型をもつ動物には単孔類、有袋類のほか、食虫類、ツパイ、霊長類などがふくまれる。いっぽうV字型にはウサギ、奇蹄類、偶蹄類（次ページ写真5-3）、クジラなどがふくまれる。ゾウなどの長鼻類は少なくとも胎生期にはV字形をしている。このように動物の分類群ごとにきちんとパターンがわかれることから、横口蓋ヒダの型は系統分類に役立つとする人もいる。

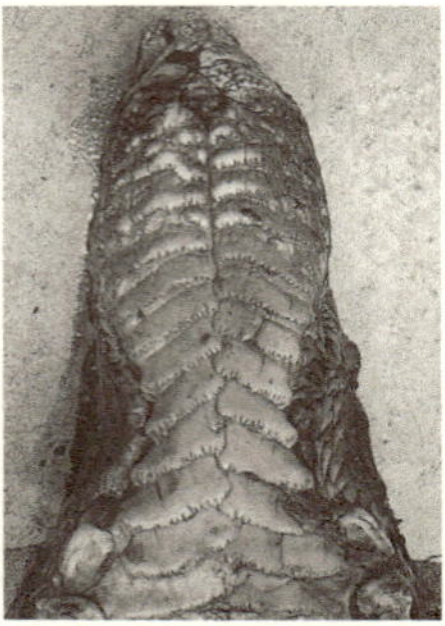

写真5-3　ボンゴ（偶蹄類）のV字型の横口蓋ヒダ

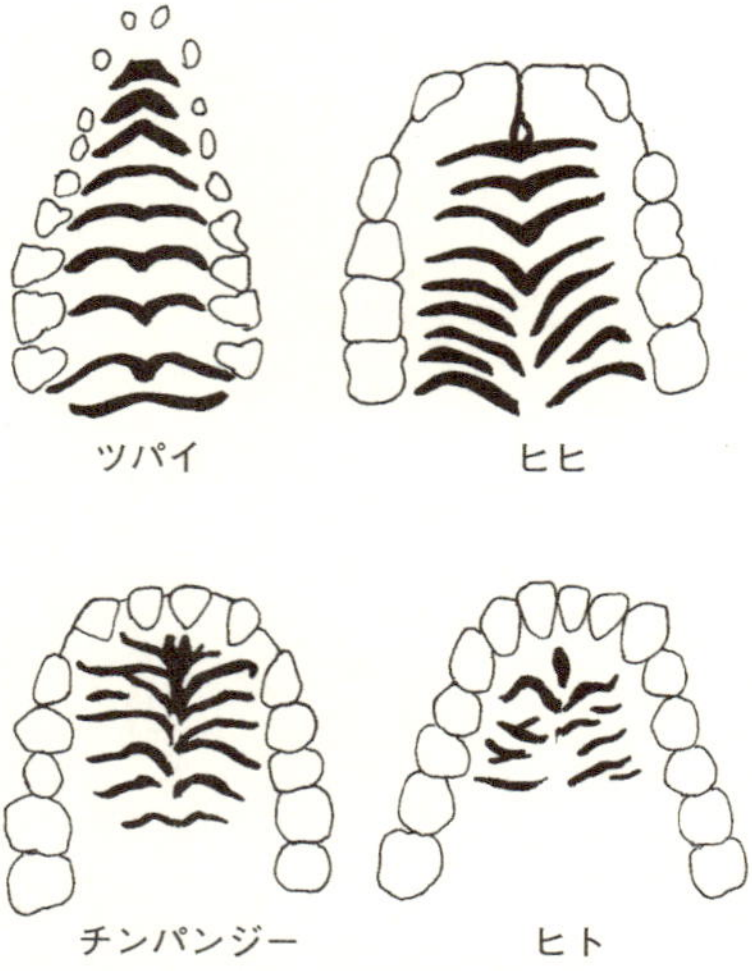

図5-6　霊長類の横口蓋ヒダ
原始型のツパイからヒトまで徐々にへっている。

横口蓋ヒダが十分に機能している種類では変異は少ないが、機能がなくなるのにともなって変異が増える。霊長類のヒダは原始型だが、進化型の霊長類ではヒダの稜の不規則性が増すことから、機能が徐々に衰退していることを示している（図5-6）。霊長類は異《い》形歯《けいし》性《せい》で咀嚼をし、水生でもないのに、なぜ横口蓋ヒダが退化したのかはわかっていない。

5-5　二枚舌のなごり

二枚舌といえばサギ師や政治家のものだと思われている。これはヒトの舌に特有の言語機能にまつわるたとえだが、有袋類や多くのコウモリ、下等なサルたちには文字どおり二枚の舌がある。この、舌の下にあるもう一枚を下舌《かぜつ》という。じつはヒトの舌の裏にも下舌のなごりがあり、この逆V字形のヒダを采状《さいじょう》ヒダという（図5-7）。「采」とは戦国時代の武将がもった房つきの指揮棒「采配」のことで、このことから「采配をふるう」という表現が生まれた。舌はどうしてこんな二重構造をしているのだろう。

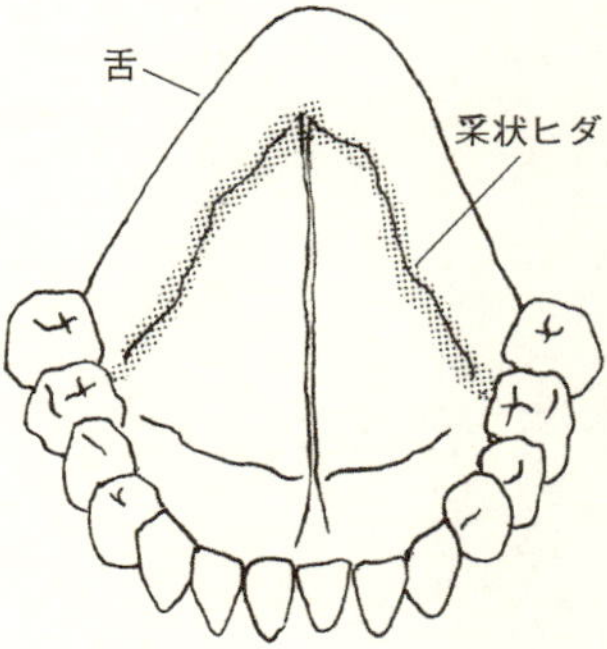

図5-7　采状ヒダ
舌の裏側を前からみる。

そもそも舌は魚類の口の床の粘膜にはじまる。魚の舌には筋がないので、喉《のど》の骨から離れてうごくことはできない。この骨は鰓弓からできる舌骨である。両生類や爬虫類になると、この舌の前にもっと大きな舌が発達してくる。こちらには腺があり肉質で形も多様化する。その特殊化の極みが虫をとらえるカエルやカメレオンの舌である。

哺乳類の舌は形もはたらきも最高レベルに達する。舌の上皮には味蕾《みらい》という味覚受容器が分布している。甘み、塩辛さ、酸っぱさ、苦みの四種類の味覚は生存に欠かせない。甘みは糖とアルコールによるものでエネルギー源である。塩辛さはミネラル、とくに塩化物による。私たちは海で生まれた遠い先祖から塩味の体液をうけついでいて、適度の塩分濃度を維持しなければならない。酸味は酸と酸性塩、苦みはアルカロイドによるもので、いずれも自然界では毒物の特徴である。この四種類の味以外は嗅覚器の担当になる。

味覚のほかにも舌には重要な機能がある。上下の臼歯で食物をすりつぶすとき、餅つきのこね手のように食物を歯列の上にのせるのが、歯列の外側の頬筋《きょうきん》と内側の舌である。ふだんは無意識のうちにうまく働いているが、食事中におしゃべりに夢中になっていると、うっかり舌や頬の内面の粘膜をかんでしまうことがある。

哺乳類の舌は筋でできており、たがいに直交する三つの筋からなる。タンシチューや焼き肉のタン塩にみられるかすり模様はこの筋線維による。三方向に走ることで舌の形を自在に変えることができ、キリンなどの反芻《はんすう》類は、この細長い舌をまるで手のようにつかって葉をつみとる。

舌の表面は乳頭という各種の突起でおおわれてザラザラしている。もっとも細かいのがビロードのような糸状乳頭《しじょうにゅうとう》で、横口蓋ヒダと同様、咀嚼するときのすべり止めとしてはたらく。食肉類では糸状乳頭のうち大きく高いものが角質化して後むきにとがった刺《とげ》となっている。ライオンの舌はまさにおろし金そのもので、骨から肉をこそぎとることができる。

先ほどのべたように、下等なサルたちには文字どおり二枚の舌がある。とくにキツネザルは下舌の発達が著しく、舌と同じ長さがある（図5-8）。下舌は角質で、先と両側には細かいギザギザがついている。この下舌はいったい何につかわれるのだろう。

キツネザルの下顎切歯は細い針状の櫛歯《くしば》になっていて、六本全体を櫛のようにつかって毛づくろいする。ヒヨケザルの下顎切歯では一本の歯の先が櫛のように細かく割れている。キツネザルでは毛づくろいをした後、この櫛歯を下舌できれいに掃除しているのが観察されている。要するに下舌は天然の歯ブラシなのだ。

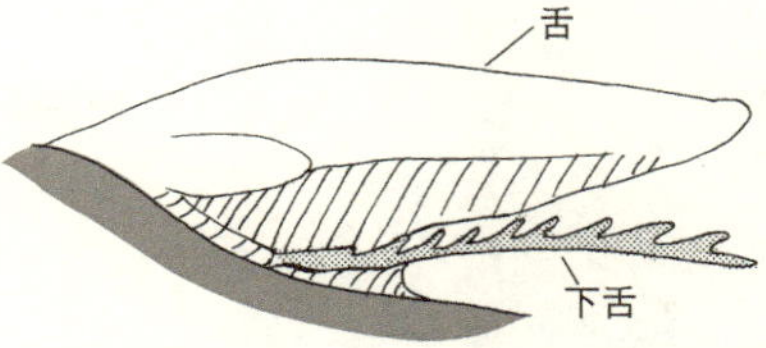

図5-8　キツネザルの舌（右側面）
下舌の先と側面はのこぎり状になっている。

霊長類の起源に近いツパイの下舌は舌の先までのびてギザギザもあるが、キツネザルほどは特殊化していない。特殊な原猿類のアイアイには櫛歯がなく、下舌にはギザギザがない。メガネザルの下舌は単純で先は舌の下面につき、側縁のギザギザもないので、采状ヒダというべきかもしれない。新世界猿には下舌はなく、采状ヒダになっている。旧世界猿では采状ヒダすら完全に欠けることが多い。

類人猿のうちテナガザルでは、采状ヒダは胎児だけにみられ、成体では退化するか、なくなる。オランウータンも采状ヒダは退化している。ゴリラやチンパンジーには采状ヒダはあるがきわめて小さい。

ヒトでは八～九ヵ月の胎児で舌を支える中隔の中にみられる孤立した軟骨部が、舌軟骨にあたるものらしい。采状ヒダは誕生直後まではめだつが、その後は縮小し、大人ではさまざまな退化段階がみられる。日本人ではほぼ四人に一人は采状ヒダが欠けるのに対し、二〇人に一人は逆に顕著だという。――それがサギ師や政治家たちだ……もちろんジョークである。

5-6 退化していない盲腸と虫垂

「盲腸がない、盲腸がない」解剖実習中に医学生が助けをもとめてくる。「もう、ちょうがないネェ」盲腸は目の前にあるのに、虫垂をみつけられないのだ。体表に手術痕がなかったことをたしかめ、虫垂を引っぱりだしてあげる。たしかに虫垂は長さものびているむきもまちまちで、初心者にはみつけにくい。半数以上の例で盲腸の後面にあり、ときには腹膜のヒダに隠されていることもある（図5-9）。

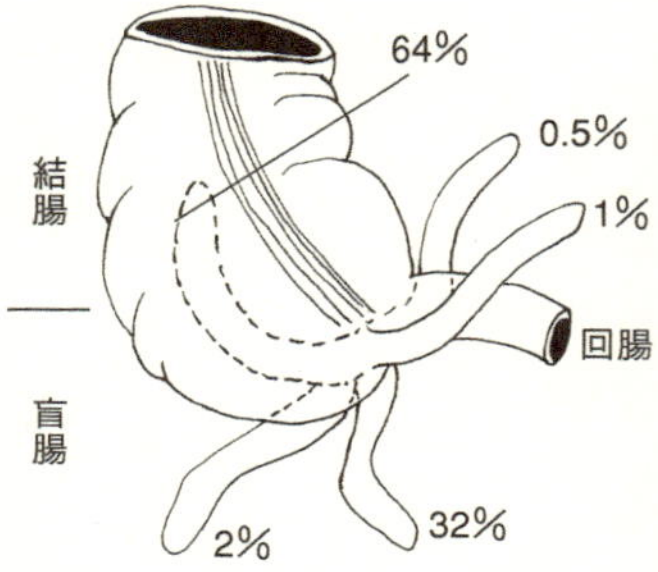

図5－9　虫垂の変異
3分の2が盲腸の裏側にある。

小腸はひとまわり太い大腸にほぼ直角にまじわる。前からみると小路が大通りにぶつかるT字路のようである。このT字路を右折すれば上行結腸だが、左折するとすぐに行き止まりなので、そこを盲腸という（図5-10）。「盲」には目が不自由だというほかに、盲端つまり袋小路の意味もあるのだ。

盲腸の先に虫垂がぶら下がっている。虫垂のことを虫様突起ともいうが、たしかにミミズのようにもみえる。棒状の風船を途中までふくらますと、ふくらんだ先に色の濃い残りのゴムがぶら下がる。虫垂と盲腸の関係をこれに例える人がいる。

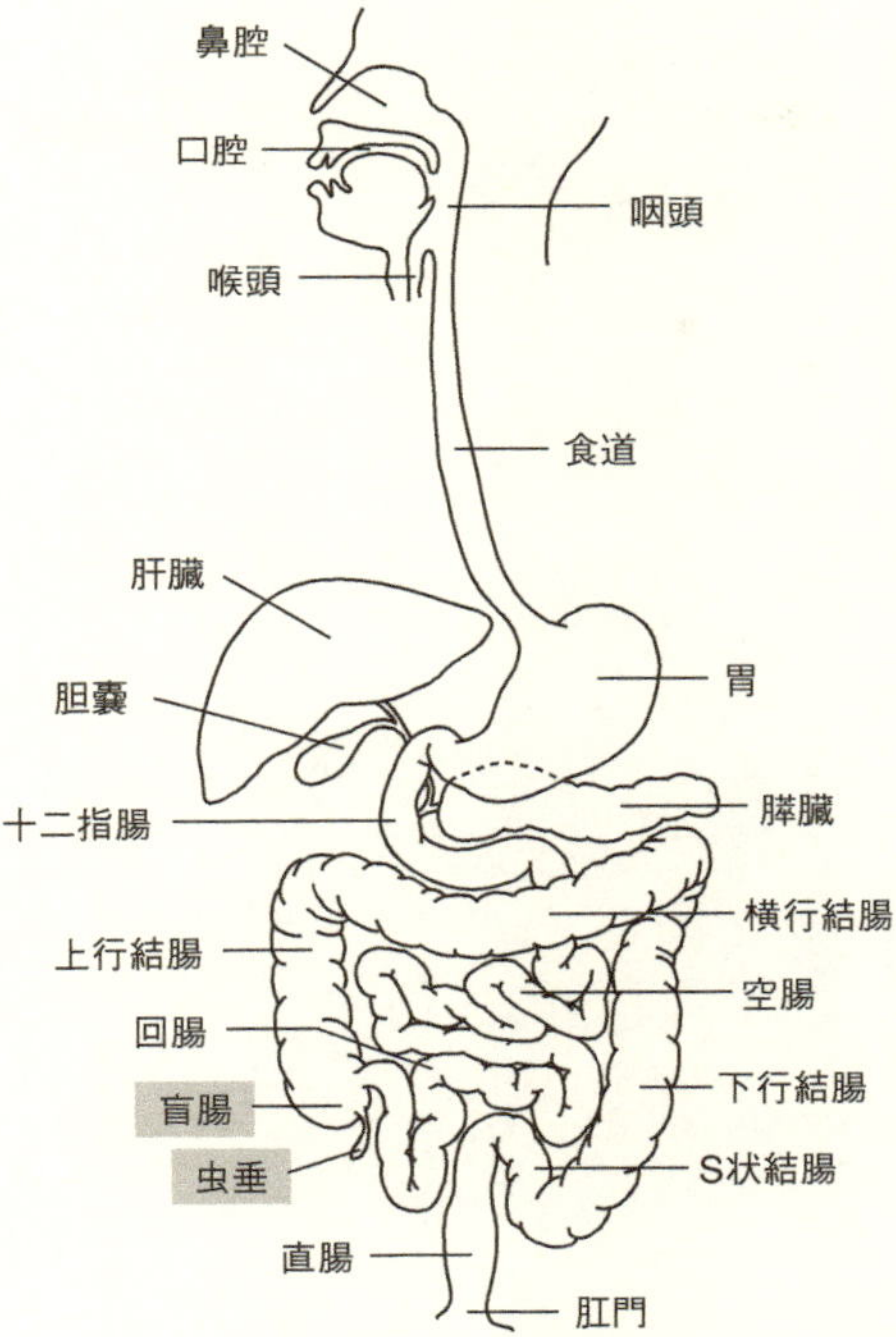

図５-10　消化器官

ほとんどの哺乳類には盲腸があるが、非常に変異が大きい。単孔類、肉食有袋類、異節類（貧歯類）、多くの食肉類、歯クジラ、食虫類、コウモリ類では小さいかまったく欠ける。これらはいずれもアリなどの虫であれ、魚であれ、みな動物を食べる。

反対に植物食哺乳類の盲腸はきわめて大きく、体長をしのぐほど長くなる。植物の細胞には硬いセルロース性の細胞壁がある。草食獣はこのセルロースを溶かすため、消化管の一部にバクテリアをすまわせる発酵タンクをそなえている。もっとも進んだタイプは進化型偶蹄類の反芻類で、ウシやヒツジなどは四室からなる反芻胃をタンクとしている。

いっぽうウマやゾウ、ネズミやウサギなどは大腸をタンクとしている。大腸の中でも盲腸と結腸の長さには反比例の関係がある。ウマやサイなどの奇蹄類は結腸、齧歯類やウサギは盲腸をつかう。イワダヌキには大きな円錐形の盲腸が二つもある。

虫垂は大多数の哺乳類にはなく、マウス（ハツカネズミ）やラット（ドブネズミ）といった齧歯類、ネコ、ジャコウネコ、そして霊長類にかぎられる。

霊長類にはすべて盲腸がみられるが、虫垂があるのは一部だけである。原猿類のキツネザルやアイアイでは盲腸の先が分化して円錐形の虫垂におわり、組織も類人猿やヒトの虫垂によく似ている。メガネザルでも盲腸はよく発達しているが虫垂はない。新世界猿の盲腸は円錐形で先細りし、とがった先端は虫垂に似る。しかし真の虫垂の粘膜にみられるリンパ組織の集まりがないので、形は似ていても虫垂ではない。旧世界猿の盲腸は概して小さく、丸い端におわり、虫垂はまったくない（図5-11）。

類人猿とヒトの盲腸は旧世界猿によく似ているが、虫垂が発達する点ではっきりと異なる。テナガザルの盲腸は広くふくらんで、虫垂にむかって先細りになる。虫垂の長さは八・五cmある。オランウータンの盲腸は大きく、虫垂もはっきりしている。ゴリラの虫垂は二四cmにもなる。チンパンジーの虫垂は長くのびて一四cmになる。

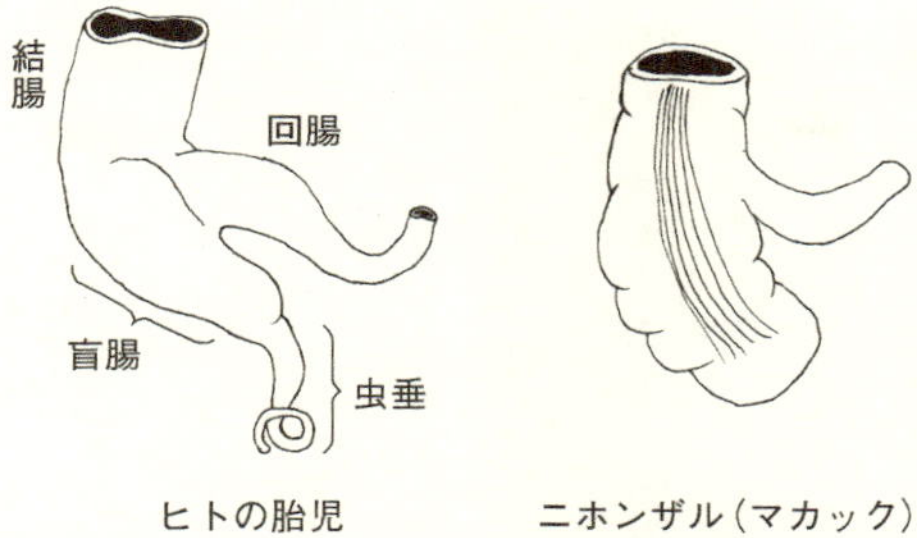

図5-11　ヒト胎児とニホンザルの盲腸
ヒトの胎児では盲腸と虫垂の境がはっきりしない。サルには虫垂がない。

ヒトの虫垂は平均八・五cmで、最小は二cm、最大二〇〜二三cmにもなる。胎児ではもっともよく発達し、つけ根の太さは盲腸と同じである（図5-11）。しかしじきに成長を止め、新生児では大人と同じになる。

新生児の虫垂は中空だが、五歳ごろからふさがりはじめる。六〇代以上では過半数の人で虫垂が退化する。長さも退化に関連し、短くなるほど閉塞《へいそく》が増えるが、閉塞に性差はない。

ところで、盲腸や虫垂は機能的価値のない退化器官の代表といわれる。虫垂にいたっては無用であるどころか、穿孔性腹膜炎という致命的な病気をもたらす厄介な痕跡器官とされていた。このため急性虫垂炎いわゆる「盲腸」にかかると、すぐに手術で切除された。切りとっても支障がないようにみえることから、なんの役にも立たないとみなされたのである。

しかし、これは誤りだった。口から肛門にいたる腸管の中は「体外」なので、腸の壁は身体防衛の最前線にあたり、病原菌や異物の侵入を監視し対処するリンパ組織という免疫機構がいたるところにそなわっている。じっさい虫垂にはリンパ小節が密集している。盲腸はセルロース分解用の発酵タンクとしての機能は失われて縮小したが、その先のリンパ小節が集まった虫垂は類人猿とヒトに特有の新たな免疫組織で、いまも立派に機能しているのである。

5-7 手首にのこる先祖の骨

ヒトの手首には八つの細かい手根骨《しゅこんこつ》がある（図5-12）。しかし二五〇人に一人は手根骨が九つある。これはオランウータン以前の段階への先祖返りである。まれには一〇個の人もいて、それはムカシトカゲ段階となる。——なぜそういえるかは手足の骨の進化をみればわかる。

四足動物の手足はシーラカンスや肺魚のような肉鰭類の胸ビレと腹ビレから進化した。これらのヒレには中軸にいくつかの骨の芯がとおっていて、先のほうで分岐している。そこでかつてはヒレと手や足の骨のどれとどれとが対応するか、さまざまな意見が出されてきた。

しかし近年、デボン紀末期（約三億六〇〇〇万年前）の地層から初期四足動物の保存のよい化

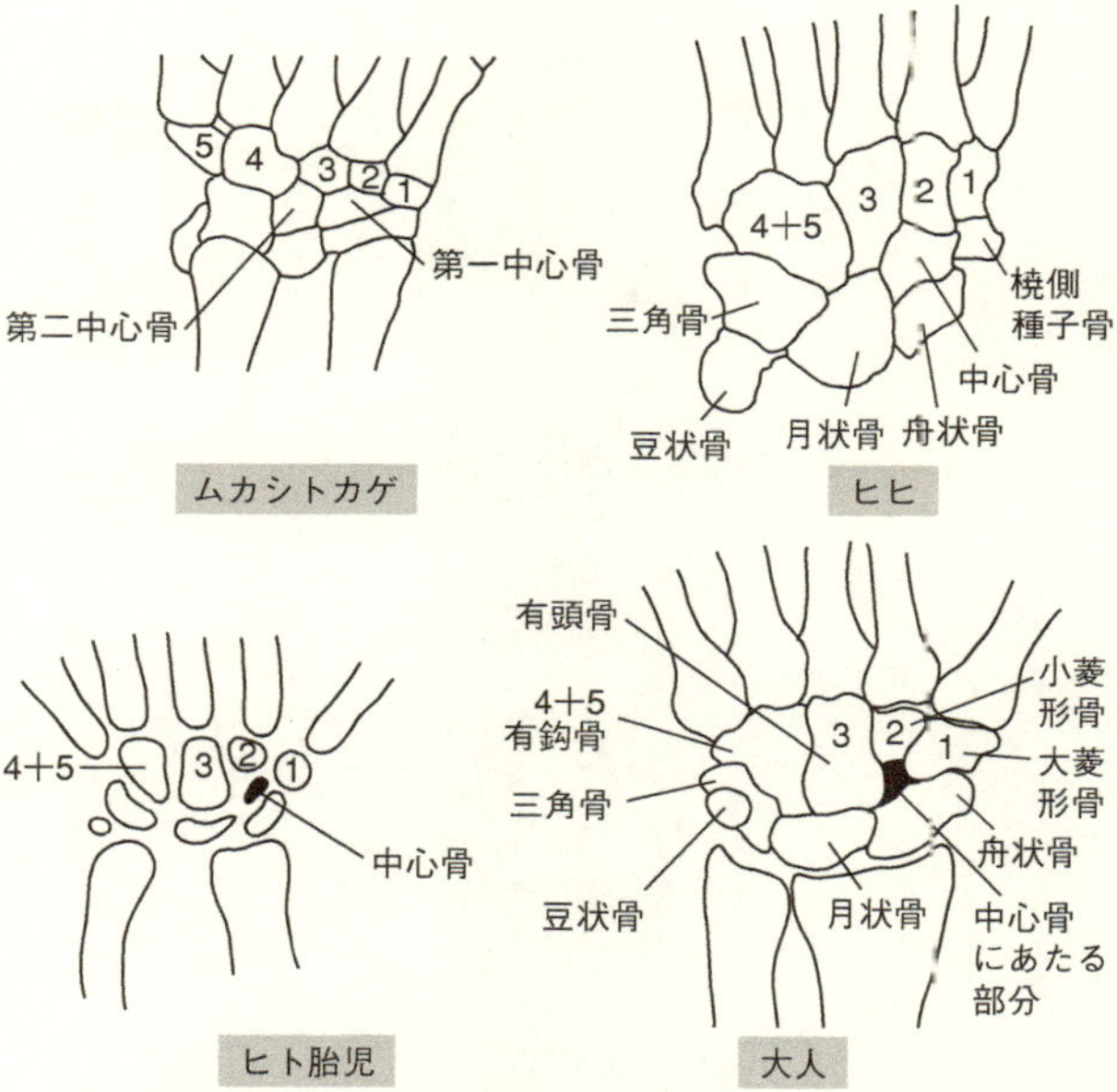

図5-12　手根骨（右、手のひら側）

ムカシトカゲでは中心骨が2個ある。ヒヒの中心骨は独立している。ヒト胎児では独立している中心骨が大人では舟状骨に癒合する。

石がみつかり、最初の指は必ずしも五本ではないことがはっきりしてきた。グリーンランドで発見されたアカントステガは八本、イクチオステガは七本、ロシアのチュレルペトンは六本指である。

また肢骨がのこっている化石でも手首までの腕の骨と指の骨があって手首の骨が欠けている。いまのヒトで骨化の発生順をみても手首は手の甲の中手骨や指骨よりも遅れる。こうしたことから手根骨よりも先に指骨が進化したらしい。
とはいえ、やがて五本指は安定してみられるようになり、前後の足に共通の肢骨の配列が確立した。その後の四足動物の肢骨の構成はこの基本型から導かれる。すなわち肩や腰のつけ根に近い部位に一個、その先に二、三、四個というふうに、先にいくにつれて枝分かれして数を増やし、五個となったところで後はそれぞれ分節して指先へとのびていくパターンである（57ページ図3-7参照）。

両生類の肢骨はどれも短い骨からなるが、まず歩行の必要上、胴体の側の基脚《ききゃく》、地面に接する末脚《まっきゃく》、そのあいだをつなぐ中脚《ちゅうきゃく》の三節にわかれる。つぎに爬虫類、哺乳類へと進化するにつれて、基脚の一本と中脚の二本の骨がのび、末脚にふくまれる三節目以降の骨は手骨《しゅこつ》と足骨《そっこつ》になる。手の骨は手根骨《しゅこんこつ》、中手骨《ちゅうしゅこつ》、指骨《しこつ》に三分される。このうち手根骨の基本型は先にのべたようにつけ根に近い側（近位）から三、四、五個と三列にならぶ一二個からなる。この真ん中の列の四個が中心骨である。

現生爬虫類では小指側の中心骨から退化している。ムカシトカゲには第三中心骨が生じることがあるが、ふつう中心骨は二個ある。ワニ以外の爬虫類では中心骨が一個で、ワニには中心骨がない。

哺乳類では五本指をもつ典型的なものにはもともと中心骨がみられる。しかし後には隣の手根骨と癒合するようになる。たいていはヒトのように舟状骨《しゅうじょうこつ》と癒合するが、まれには小菱形骨《しょうりょうけいこつ》や有頭骨《ゆうとうこつ》と癒合するものもある。

霊長類ではキツネザル、メガネザル、ニホンザル、ヒヒに中心骨がある。キツネザルでは親指が開く角度が大きいために親指側の手根骨が大きくなって小指側に移動し、中心骨が有鈎骨《ゆうこうこつ》と接触している。化石キツネザルでは原始的な手根骨の配列を示すので、これは現生のキツネザルにみられる特殊化である。類人猿ではオランウータンには中心骨が認められるが、テナガザル、ゴリラ、チンパンジーにはない。

ヒトの中心骨の発生をみると胎生二ヵ月はじめには独立しているが、三ヵ月の後半に舟状骨と癒合する（117ページ図5-12参照）。大人の舟状骨にある突起が中心骨に相当し、この点はアフリカの類人猿も同じなので、似たような発生をするものとされる。

こういうわけで、ヒトにみられる中心骨はオランウータン以前への先祖返り、さらに第二中心骨のある場合はムカシトカゲ段階への先祖返りといえるのである。

5-8　手首にある予備の腱

「エッ！　そんな……」手首の皮膚を切開したところでドクターはわが目をうたがった。移植に

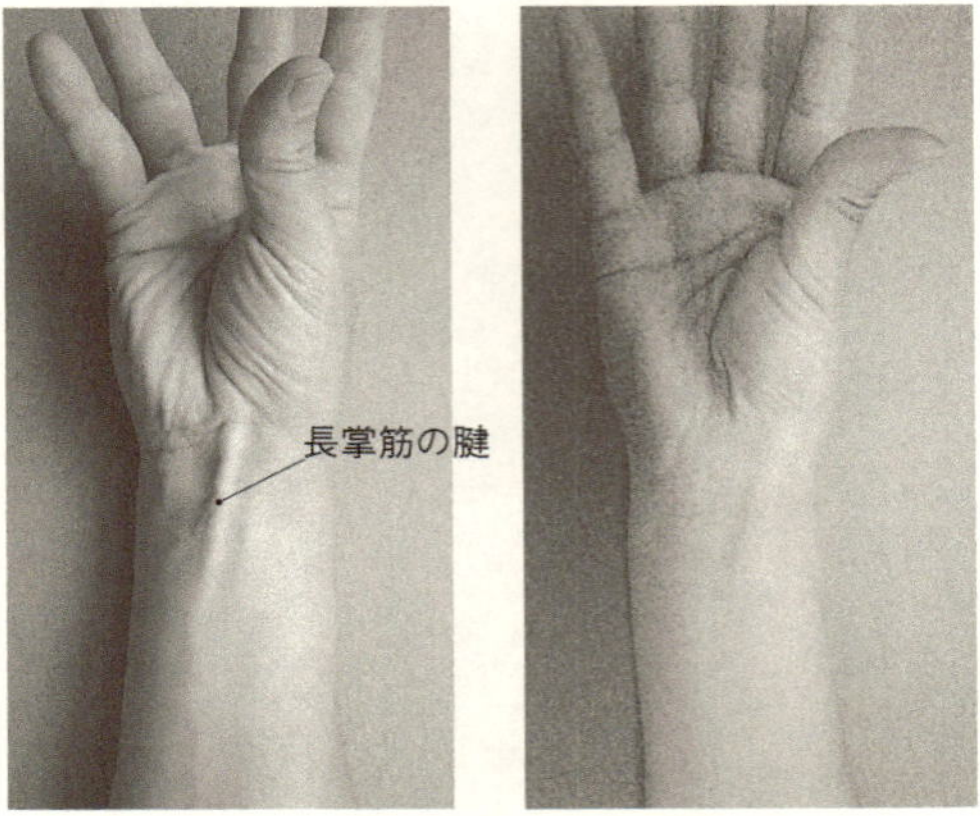

写真5-4　長掌筋の腱
左：腱が浮き出る通常例　右：腱のない例

つかおうとしていた腱がそこに見当たらなかったのだ。「パー」にした手のひらの中央をくぼませるようにすると、たいていの人では手首の真ん中に細い腱（長掌筋《ちょうしょうきん》の腱《けん》）が一本だけうきあがってくる（写真5-4）。先に56ページ「スペアの骨」でみた腓骨のように、この長掌筋もヒトにはなくても支障がない退化筋で、指などの筋や腱を損傷したときに自家移植に利用される。あらかじめ「パー」で長掌筋があることを確認しておけばあわてずにすんだものを、ちょっとした予診を怠ったためにおきたハプニングだった。某大学病院の整形外科での実話だが、その後どうしたのかは知らない。

長掌筋は右の写真のように欠けるほか、発達の悪い場合や筋腹《きんぷく》が余分の二腹筋《にふくきん》、腱が二分する場合などがある。欠ける率は女性のほうが高く、人種別では黄色人種三〜六％、黒人一〜一五％にくらべて白人のほうが一〇〜四〇％と多い。

では、そもそも長掌筋とはどんな筋なのだろう。肘から手首までを解剖学では前腕《ぜんわん》という。前腕にある屈筋群《くつきん》は手首を手のひら側に曲げたり、扇子で風を送ったり、指を曲げたりするのに働く（図5-13）。長掌筋もその一つで、肘の内側にある上腕骨のでっぱりからおこって手のひらにおわる。手首には屈筋群の腱をブレスレットのようにとりまく屈筋支《し》帯《たい》があるが、長掌筋だけはこの支帯よりも浅いところをはしる。このため緊張させると体表からでもすぐにそれとわかる。

人によって変異の大きい筋は、たいてい発展途上の筋か退化しつつある筋である。その形や出現頻度をほかの動物や人種間で比較することで、興味深い知見がえられる。長掌筋や足底筋《そくていきん》もそうした退化筋の好例である。

指を曲げる筋には前腕からおこる長い筋と手の中だけの短い筋とがあ

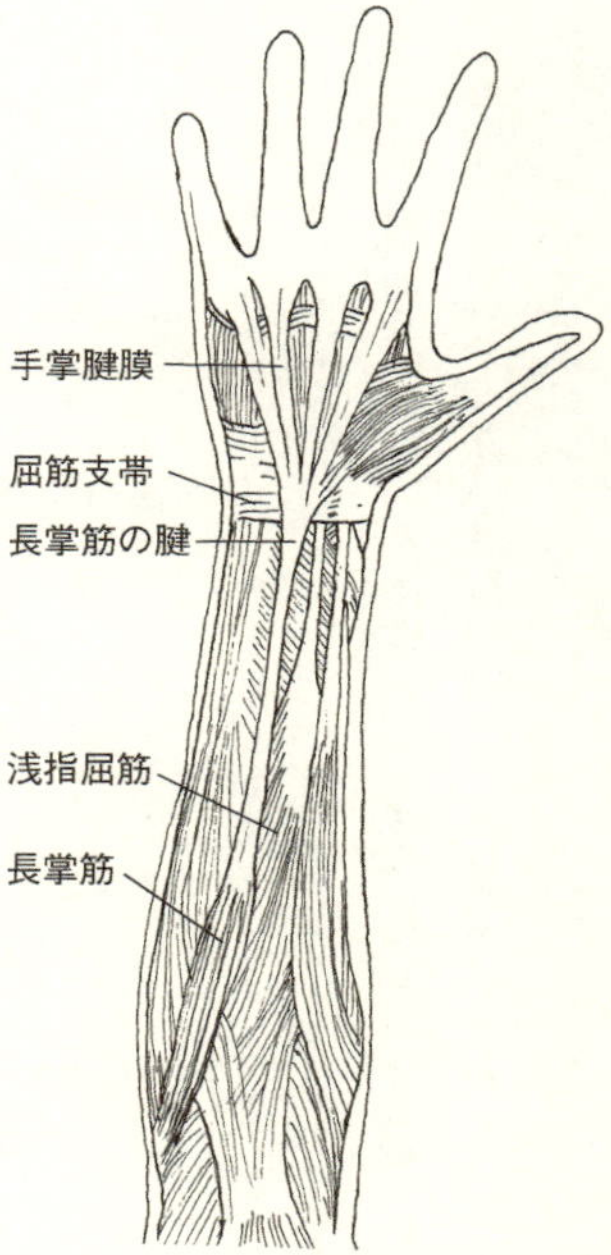

図5-13　前腕前面の筋（右腕）
長掌筋だけは屈筋支帯よりも浅いところをはしる。

る。長い筋の系統には三つある指の関節に応じてもともと三種類があった。もっとも浅いところをはしる長掌筋は指のつけ根を曲げ、中層の浅指屈筋《せんしくっきん》はいわゆる指の第二関節を曲げ、もっとも深い深指屈筋《しんしくっきん》は指先の第一関節を曲げていた。

ところが長掌筋は指のつけ根を曲げるはたらきを指屈筋にとって代わられたため、退化した腱は手のひらの手掌腱膜《しゅしょうけんまく》になった。ただし腱膜の先はなお五本の指のつけ根にのびている。指の屈筋から手根の屈筋となったわけだが、手首を曲げるのはじかに骨につく本来の手根屈筋だけで十分まにあっている。手掌腱膜につくために強度がない長掌筋はこうして余分になり、変異が大きくなって、ときには欠けることになったのである。

長掌筋は非常に多くの動物で退化が進んでいる。腱が筋膜に退化するだけでなく、筋そのものが消失することもある。この退化では類人猿のほうがヒトの先をいっているのもおもしろい。テナガザルとオランウータンにはふつう長掌筋がのこるが、チンパンジーでは欠けることが多い。

手の長掌筋にあたる足の足底筋の退化はもっと進んでいる。ヒトの足底筋は膝の裏あたりでおこり、短い筋腹が内下方にのびた後は神経のように細長い腱となり、ふくらはぎの筋のあいだをまっすぐに下ってアキレス腱に合流する。しかし「足底」にはまず届かない。長掌筋は手掌腱膜に達するので足底筋のほうがさらに退化しているといえる。

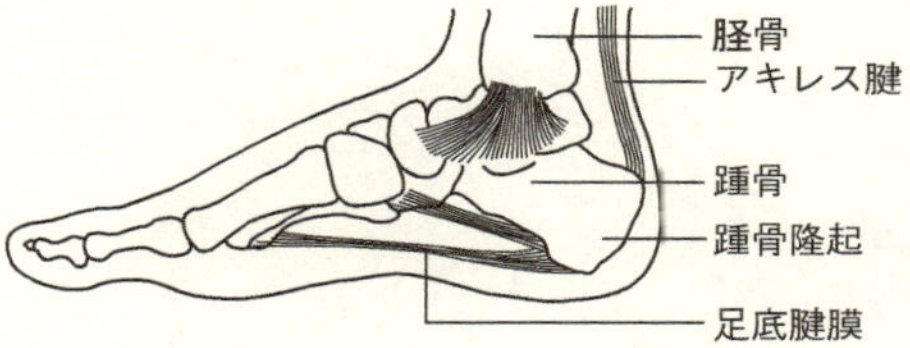

図5-14　ヒトの足につく腱と靱帯

これに対して、跳躍性原猿類のキツネザルやメガネザルでは足底筋は大きく、腱は足底腱膜にまで達している。足底腱膜の先は各指に枝を送り、とくに第一指では強力である。旧世界猿でも足底筋は足底腱膜におわる。ところが類人猿ではテナガザルとゴリラには足底筋がまったくなく、オランウータンとチンパンジーでは欠けることが多い。

　このように足底筋はかつては足底にまで達する屈筋だったが、ヒトの足がもっぱら体重支持と歩行専門の器官に転換した結果、踵《かかと》のでっぱりが突出して、テコ比を上げるとともに足アーチを形成することになった。足底筋の腱は踵骨《しょうこつ》で中断され、足底腱膜は踵の先から足先まで骨のあいだに張って、アーチの維持に専従するようになった（図5-14）。

　ちなみに日本人で足底筋の欠ける例は黒人や白人より多い。性別では男性のほうが高率で欠ける。いずれも長掌筋とは逆の傾向で、それがなぜだかはわかっていない。

第６章

木からおりて

七〇〇万年前から

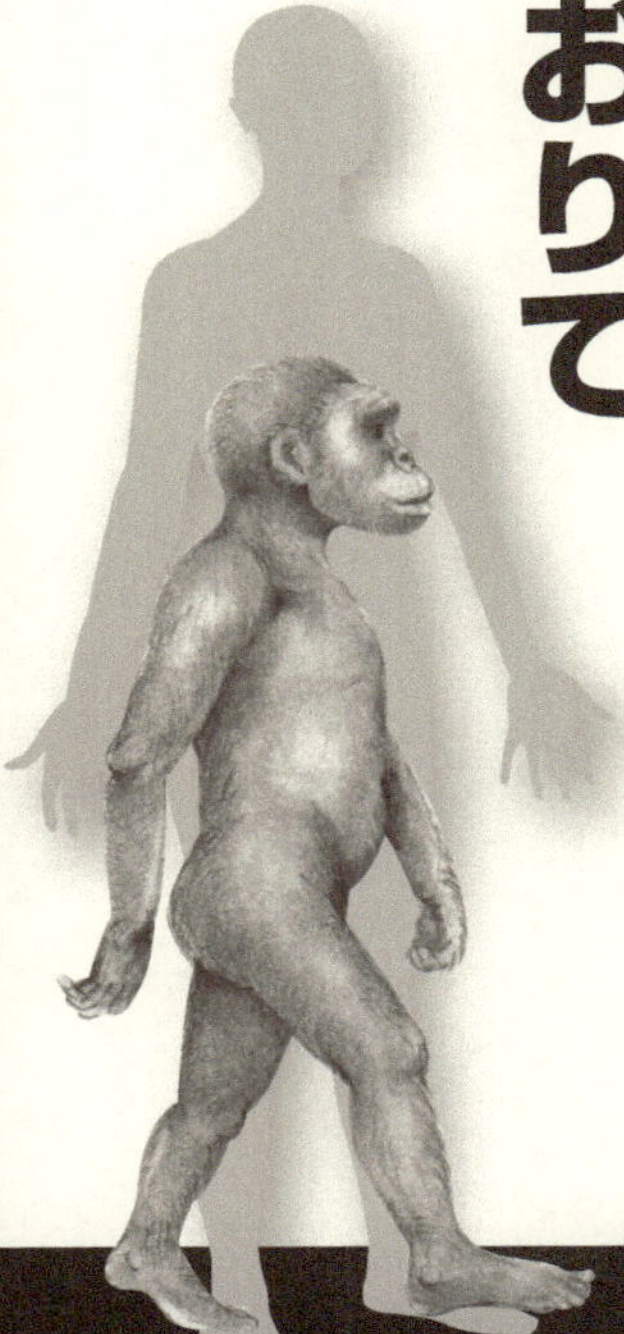

6-1　脳の中の「サル」

「猿まね」というように、サルはヒトより一段劣ったものとみられている。しかしそれは自らを万物の霊長とよんでいるヒトの勝手な思いこみにすぎない。たとえば顔の認識実験というのがある。よく知っている仲間や飼育係の顔写真をみせ、見分けがついたところでボタンを押すという訓練をチンパンジーに施す。こうしておいてチンパンジーとヒトでどちらが早く見分けられるかを競わせると、通常のむきではともかく、逆さまにした顔ではチンパンジーの圧勝におわった。考えてみれば当然の結果で、樹上という三次元空間の生活では地上の二次元にくらべて上下方向の変化が著しく、空間の認識能力もそれに応じたものになっているはずだからだ。

まずは脳のつくりからみてみよう。脳は神経細胞とそこからのび出た神経線維との塊である。左右にあって大きく球状にふくらんでいるのが大脳半球である。大脳半球を大きな饅頭《まんじゅう》に見立てると、表の皮が皮質《ひしつ》、中のあんこが髄質《ずいしつ》である。皮質は神経細胞の集まりで色が濃い灰白質《かいはくしつ》、髄質は線維が集まった白質《はくしつ》である。

ネズミなどの原始的哺乳類では大脳皮質はなめらかだが、有蹄類、食肉類、霊長類では多数のシワがよる。ヒトの大脳でも生まれた当初はネズミのように平滑だが、成長とともにシワが増えてくる。これは、皮質を構成する神経細胞が増えて表層におさまりきれなくなったためで、内部

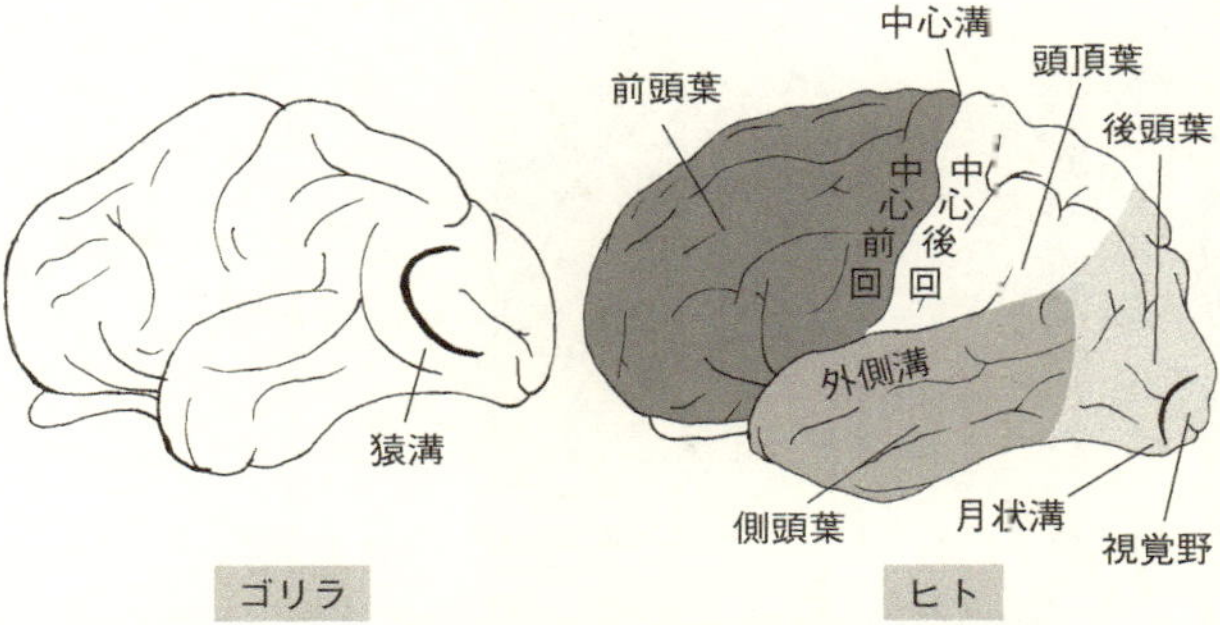

図6-1　ゴリラとヒトの大脳半球（左側面）

にもぐり込むことで表面積を広げているのである。こうしたことから脳のシワが多いと頭がよいといわれるようになったのだろう。

解剖学では、大脳皮質のシワの凸部を回転《かいてん》または回《かい》、凹部を溝《こう》という。大脳の回と溝にはそれぞれ名前がついている（図6-1）。もっとも大きいのが外側溝《がいそくこう》で、これより下が側《そく》頭葉《とうよう》になる。次に大きいのが頭のてっぺんから大脳半球を前後にわける中心溝《ちゅうしんこう》で、これより前が前頭葉《ぜんとうよう》、後が頭頂葉《とうちょうよう》になる。後頭葉《こうとうよう》は頭頂葉のさらに後にある。頭頂葉と後頭葉の境が頭頂後頭溝だが、この溝は外側面よりも内側面のほうがはっきりしている（53ページ図3-4参照）。

中心溝のすぐ前にある回転が中心前回《ちゅうしんぜんかい》で、すぐ後が中心後《こう》回《かい》である。中心前回は全身の筋を支配する運動神経の中枢で運動野《や》とよばれ、中心後回は全身の知覚神経の中枢で体性感覚野とよばれる。

このように大脳皮質の部位にはそれぞれ決められた仕事が

わりふられており、これを機能局在という。たとえば前頭葉には運動野のほかに運動性言語中枢（ブローカ領）がある。ここが冒されると話ができない、文字が書けないという失語症になる。側頭葉には聴覚野や感覚性言語中枢（ウェルニッケ領）がある。こちらの失語症では言葉が理解できなくなる。そして後頭葉にあるのが視覚野で、この前縁を区切るのが月状溝《げつじょうこう》である。月状溝はサルや類人猿でめだつので猿溝《えんこう》ともよばれる。

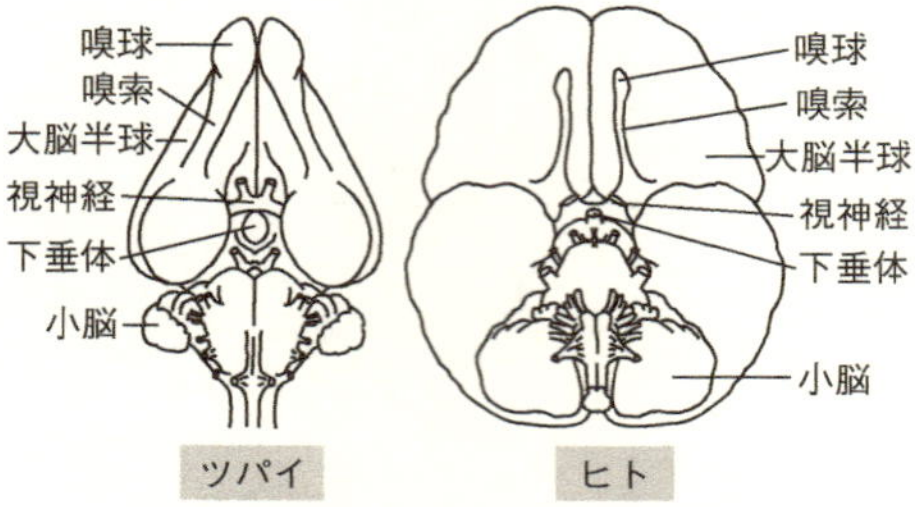

図6-2　嗅球（脳の下面）
ツパイでは大きく、大脳半球の前に突出するが、ヒトでは小さい。

霊長類の脳の最大の特徴の一つが視覚野の発達である。視覚野はすでにツパイでよく発達しているが、前端に張りだす嗅球《きゅうきゅう》がわりと大きい点からみて、まだ視覚より嗅覚が頼りである（図6-2）。

嗅覚から視覚への転換は真猿類からである。新世界猿、旧世界猿のほとんどで大脳皮質の回転が増え、中心溝と猿溝がとくにめだつ。類人猿の猿溝は大きく、大脳半球を横切って大きな曲線を描く（127ページ図6-1参照）。ゴリラとチンパンジーの脳は大きさ以外ではほとんど区別できないが、猿溝はチンパンジーのほうがずっと大きい。

ヒトの一次視覚野は後頭葉外側面では月状溝より後の小部分にかぎられる。これはヒト科が進化するあいだに頭頂連合野が拡大して、後頭葉にある視覚野を後に追いやったためである。アウストラロピテクスやパラントロプスといった初期のヒト科の脳でも前頭葉のブローカ領が類人猿のものより大きい。このことからヒト科の初期にはすでに視覚野が後に移っていたと考えられている。

この結果ヒトでは視覚野の前をくぎる猿溝が後に移り、ごく小さな三日月状の月状溝になった。さらに日本人の三〇％には月状溝がない。まれに現代人でも顕著な猿溝がみられるが、これは類人猿段階への先祖返りといえる。

6-2　腹のくびれは体の節

格闘家など筋トレできたえた人の腹は八つ前後にわれている。寺の山門の仁王像も力感を表すために腹の割れを強調してある。これは腹直筋《ふくちょくきん》という腹の前を縦に走る筋である。われてみえるのは筋の途中に仕切りがあるためで、正中を縦に走るのは白線《はくせん》、横に三～四本走るのは腱画《けんかく》という（次ページ図6-3）。筋は鍛えれば太くなるが、白線や腱画はいくら鍛えてもふくれないため、筋がめだつことになる。なぜ腹直筋にかぎって腱画がみられるのだろう。

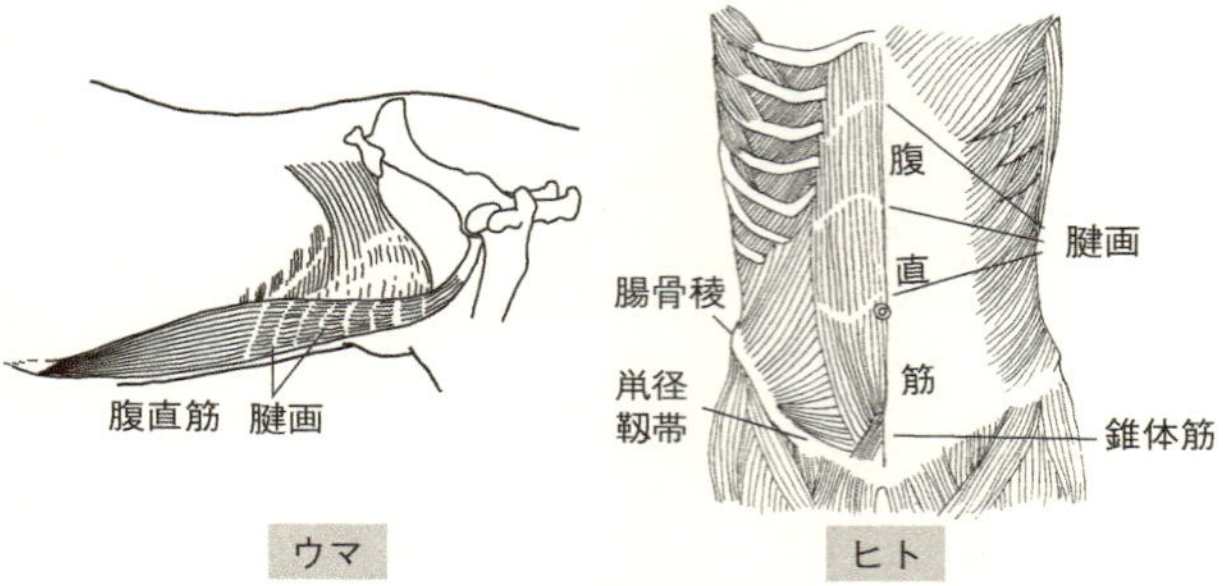

図6－3　腹直筋と錐体筋

体を屈伸したりねじったりできるのは、体が節にわかれているおかげである。脊柱が短い椎骨からなるのも、もともと魚時代に体をくねらせて泳げるように、脊索のまわりが分節して骨化したからである。体節は進化の過程で徐々に失われたが、いまも脊椎動物の特徴の一つになっている。ヒトではとくに胸部に根強くのこっていて、胸椎をはじめ、左右の肋骨、肋間筋があり、肋骨の下にそってはしる肋間動静脈、肋間神経もそのなごりである。

じつは腹直筋などの体幹筋ももともと節にわかれていた。これを筋分節という。ナメクジウオ（26ページ写真1－1参照）ではこの筋分節が六〇以上もある。分節と分節を隔てる仕切りは筋間中隔《きんかんちゅうかく》という。たとえばマグロの柵《さく》にみられる白いスジもそれである。このコラーゲン（膠原線維《こうげんせんい》）からなる丈夫なスジは体の中心にまでのびて、筋の収縮力を背骨に伝える。じつは肋骨というのはこの筋間中隔が背骨に近いほうから骨化したものである。腹直筋の腱画は腹部における筋間中隔の痕跡なのである。

腱画の数はウマや下等霊長類では九～一〇本あるが、類人猿とヒトでは消失が進んでいる。オランウータンとゴリラで五、テナガザルとチンパンジーでは四である。ヒトではもっと少なく三～四のことが多い。

腱画数には人種差が認められ、黒人では過半数が四本なのに、白人では過半数が三本である。日本人では三本と四本がいずれも四〇％台でほぼ均等にわかれる。ふつうは一番下の腱画がヘソの高さにあり、腱画が三本なら筋は八つに、四本なら一〇に割れる。数が多いほど原始型で少ないほうが進化型だが、まったく割れていないのは筋の少ない痩せ型か腹部脂肪の多い肥満型である。

ところで、腹直筋が恥骨からおこる部位のすぐ前をテントのような小筋がはしっている。錐体《すいたい》筋《きん》という古い時代の筋で、単孔類や有袋類で強力に発達している。これらの原始的哺乳類では恥骨の前に袋骨《たいこつ》（上恥骨《じょうちこつ》）がV字形にのびていて、錐体筋はこの袋骨の内側縁からおこって前にのび、胸骨におよぶ。袋骨のない胎盤類では錐体筋は衰退し、まったく欠ける例もある。逆に、ある種の食虫類などでは、錐体筋が胸骨にまで達していて腹壁の強化に役立っている。霊長類でもふつう痕跡がのこっているが、チンパンジーなど類人猿ではよく欠ける。

ヒトの錐体筋は大人よりも小さな子供のほうが大きい。また片側にしかなかったり、片側で重複したり、形や大きさの変異がじつに著しい。筋がつく位置も、ふつうは恥骨結合《ちこつけつごう》とヘソとの中間あたりだが、ほんの三分の一しかなかったり、ときにはヘソにまで届いたりする。

錐体筋にも人種差がみられ、白人では一六％、黒人では一三％で欠けるが、日本人では五％、朝鮮人では一％、中国人では〇・五％と黄色人種では欠如が少ない。性差もみられ日本人でも白人でも男性のほうに欠ける例が多い。女性では妊娠時の腹壁の強化に有用なのかもしれない。こうした変異の大きさや幼児期の発達は、錐体筋が典型的な退化器官であることを物語っている。

6-3　プリアプス骨とはなにか

カリフォルニア大学バークリー校に客員研究員として行ったときのことである。向こうの新学期にあわせて九月から赴いたので、しばらくしてからウェルカムパーティー（新入生歓迎コンパ）が催された。それにしても彼らはよくしゃべる。缶ビール片手によく話題がつきないなと思うほど延々と談笑している。かなりアルコールがまわったころ、赤ら顔のリップス教授が、自室から五〇㎝ほどの棒状の骨（写真6-1）を四本もかかえてきた。皆にまわしてこれが何の骨だかわかるかというのだ。ひとしきり一同の反応をみると、自ら「バッキュラム、バッキュラム」とはしゃぎだした。あげくの果てにカナダから進学してきた修士一年のジェシカにむかって

「君、これを研究テーマにしたらどうだ」と冷やかす始末。セクハラまがいの手荒い「歓迎」に彼女は真っ赤になってしまった。――それもそのはず、この骨はセイウチの陰茎骨だったからである。

陰茎骨のことを英語ではふつうリップス先生のようにバッキュラムというが、ペニス骨とかプリアプス骨ともよばれる。プリアプスとはギリシャ神話の豊穣の神で、酒の神バッカスと愛と美の女神ヴィーナスとの息子である。この神は巨根をもつ奇怪な小人に描かれることから陰茎骨の別名となったという。ただし陰茎骨は類人猿にはあるがヒトにはない。

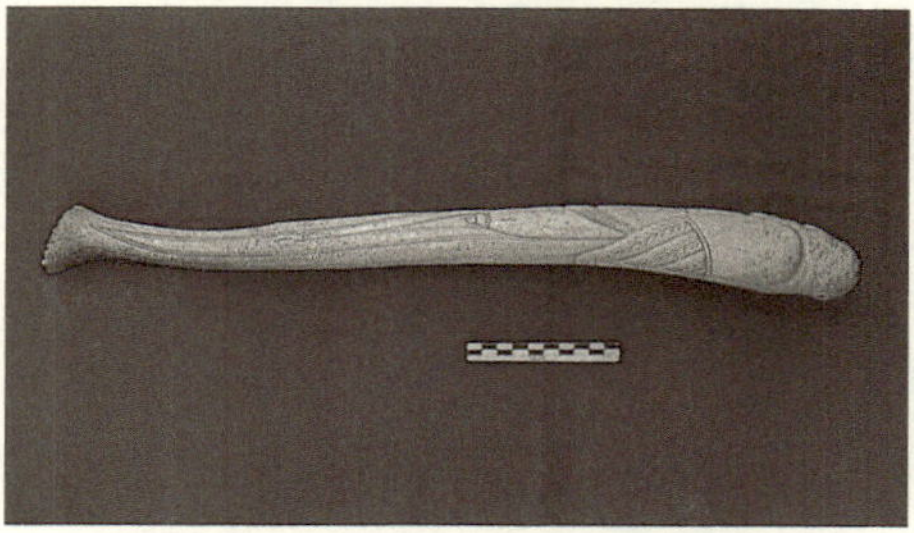
写真6-1　セイウチの陰茎骨
（スケールは10cm）

陰茎の本体は海綿体《かいめんたい》というスポンジ状構造からなる。陰茎の背側には陰茎海綿体が二本横にならび、腹側正中に尿道海綿体が一本はしるので、横断面は仮面ライダーの顔のようにみえる（次ページ図6-4）。陰茎海綿体のまわりは厚い白膜《はくまく》でつつまれているので充血すると硬くなる。これは骨のないミミズが形を保っているのと同じ原理である。いっぽう先端の亀頭と尿道海綿体は白膜が薄いので、膨張はしても硬くはならない。さも

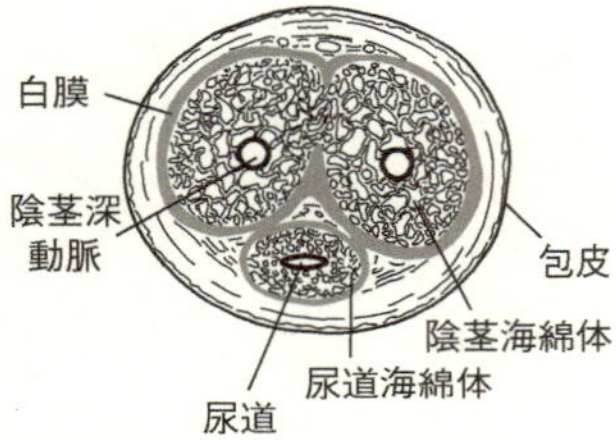

図6－4　陰茎の横断面

ないと尿道がつぶれて、精液がとおることができなくなる。

いうまでもなく陰茎はオスの交接器官である。陸生生活をするものは体内受精をする。陸上では裸の卵だと乾いてしまうので、受精後に卵殻でつつんで保護する必要がある。そのためメスの体内奥深くまで精子を送り届け、卵白や卵殻ができるまえに授精しなくてはならない。こうしてできた精子注入棒が交尾器や交接器である。

魚類はほとんどが体外受精だが、サメのように交尾する魚には交尾器がそなわる。いっぽう原始的な両生類や爬虫類のムカシトカゲは交尾器がなく、雌雄が互いの総排泄腔を密着させるだけである。トカゲやヘビには半陰茎がある。

カメやワニなどの爬虫類になると、海綿体をもつ交尾器となるが、まだ尿道海綿体が勃起の主役である。カモノハシなどの単孔類では尿道海綿体が尿道を囲む管状に一本化し、勃起の主役は陰茎海綿体にかわる（183ページ図8-7参照）。また亀頭と包皮が分化して本体のまわりの皮膚にあそびができ、これによって勃起量が増大する。

有袋類では肛門と尿生殖孔が分離し、陰茎も総排泄腔にではなく、独自に体表に突出する。胎盤類になると尿生殖孔はさらに肛門から離れて、陰茎は上下が反転するようになる。こうして、もともと陰茎海綿体の背側にあった尿道海綿体は腹側に位置することになった（179ページ「精子の長い旅」参照）。陰茎骨は、この左右の陰茎海綿体のあいだにできる。

胎盤類で陰茎骨をもつのは食肉類、霊長類、齧歯類、コウモリにかぎられ、クジラやゾウにはない。最大はセイウチの長さ六二㎝。ミナミアメリカアシカでは長さ一四〜一五㎝、太さ二㎝ほどである。近縁のアシカの交尾時間は二〇分もかかるので、陰茎骨が文字通り役に立つのだろう。

イヌ上科ではすべての種が陰茎骨をもち、アナグマとイヌで非常に大きい（写真6-2）。オオカミやコヨーテ、キツネなどイヌ科では骨の下面に溝がある。クマ科はイヌ科に似るが溝がない。イ

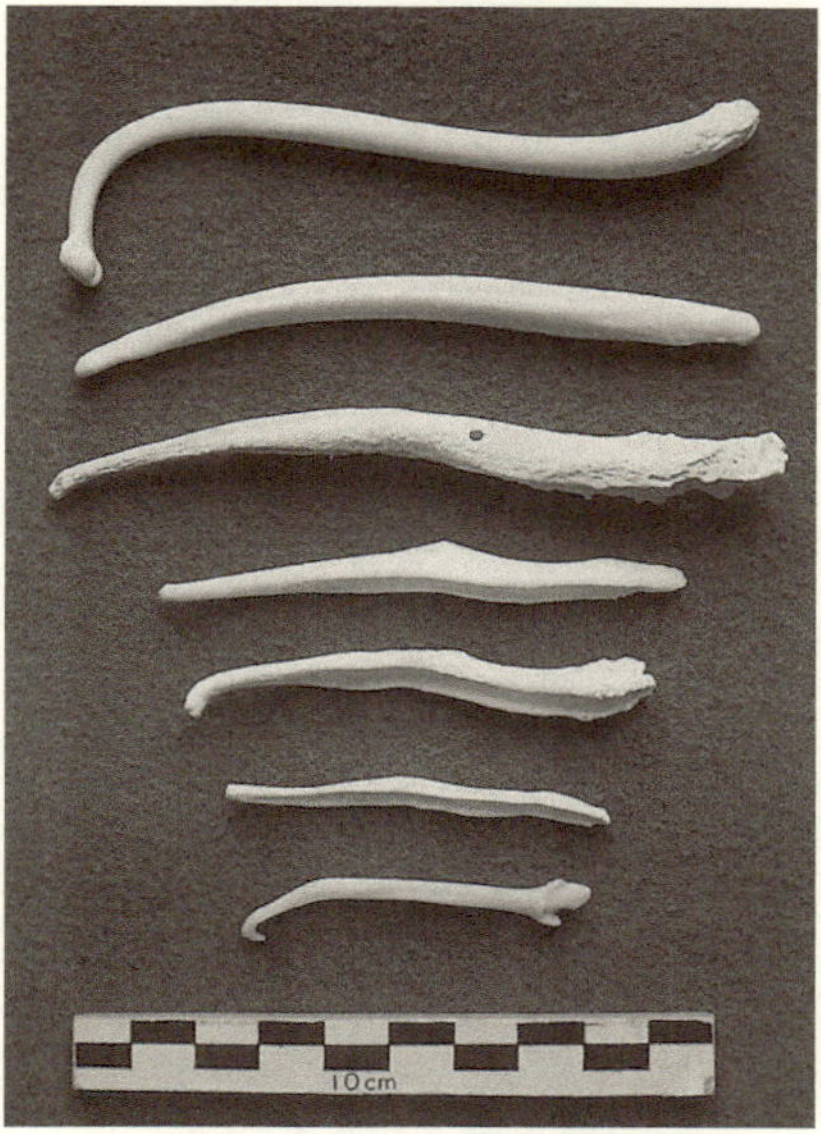

写真6-2　食肉類の陰茎骨

上からアライグマ（アライグマ科）、クマ（クマ科）、オオカミ、コヨーテ、イヌ、キツネ（以上イヌ科）、ミンク（イタチ科）。

タチ科のテンやミンクでは先がかぎ状に曲がる。アライグマは大きく九〇度ほど湾曲する。霊長類ではキツネザルなど原猿類にはすべての種に陰茎骨があり、先が二分するか小さい刺《とげ》がついている。広鼻猿でもほとんどのサルにある。旧世界猿と類人猿には亀頭内に小さな骨がある。ゴリラの陰茎は細く先細りで小さな骨がある。オランウータンやチンパンジーでは陰茎骨が発達している。いっぽうツパイ、メガネザル、ヒトには陰茎骨がない。

メスの生殖器でオスの陰茎にあたるのが陰核（クリトリス）である。原猿類ではガラゴやエリマキキツネザル、新世界猿ではオマキザルに小さな陰核骨がある。原猿類の陰核には陰茎とみまごうばかりのものもあり、中には陰茎と同じように尿道をとおすものまである。これについては第8章で改めてのべる。

6-4　毛の退化の謎

哺乳類のことを獣（毛もの）といい、人類のことを「裸のサル」という。ところが実際にはヒトも全身を産毛《うぶげ》がおおっており、頭や背中の毛の本数はテナガザルやチンパンジーよりもずっと多いし、頭髪はオランウータンよりもはるかに多い。このことからヒトは霊長類でもっとも毛が少ないというのは誤りだとする人類学者もいた。――とはいえ、産毛は細く短くてめだたないので、ヒトが「裸」であるにはちがいない。

人毛には生えている部位ごとに名前がある。髪の毛は頭髪《とうはつ》という。眉毛《びもう》、睫毛《しょうもう》、鼻毛《びもう》、耳毛《じもう》は眼、鼻、耳という感覚の窓のまわりに生え、日差しや異物の侵入を防いでいる。思春期以降に生えるのが腋毛《えきもう》と陰毛《いんもう》でヒトに特有のものである。それぞれ手足のつけ根に生えることから、手足がうごくときに摩擦を減らすためと説明されたことがある。また、母親が木に登るときに赤ん坊がつかまるためにある、という珍説もある。胸の乳を吸う赤ん坊が手で腋毛、足で陰毛をつかむと、母子の体の位置がピッタリ対応するのだそうだ。

思春期以降に男だけに生える毛は第二次性徴である。口、頰、顎に生える毛はすべて須毛《すもう》という。類人猿のオスにも頰や顎にかなりのひげが生えるが、高等狭鼻猿とほとんどの類人猿では顔の上部と耳はほぼ無毛である。類人猿の毛はまばらで、胴や体肢の腹側では薄い。ちなみに、胸毛、乳毛、すね毛というのは俗称で、解剖学用語にはない。

このように大人では体の各部に毛が生えるので、人類も過去には多毛だったらしい。もっとたしかな証拠は胎児の毛で、胎生六ヵ月までに全身が柔らかい胎毛でおおわれている。胎毛はまず頭から生えだし、手足でおわる。手のひらと足の裏、唇の縁、生殖孔周辺は無毛だが、尻だこのできる部位でもっとも厚くなる。

胎毛はふつう誕生前に消えるが、まれにのこることがあり、このばあいは顔も体も一生毛むくじゃらになる。次ページ図6-5は体中が一〇〜二〇cmの毛でおおわれていたロシア人である。

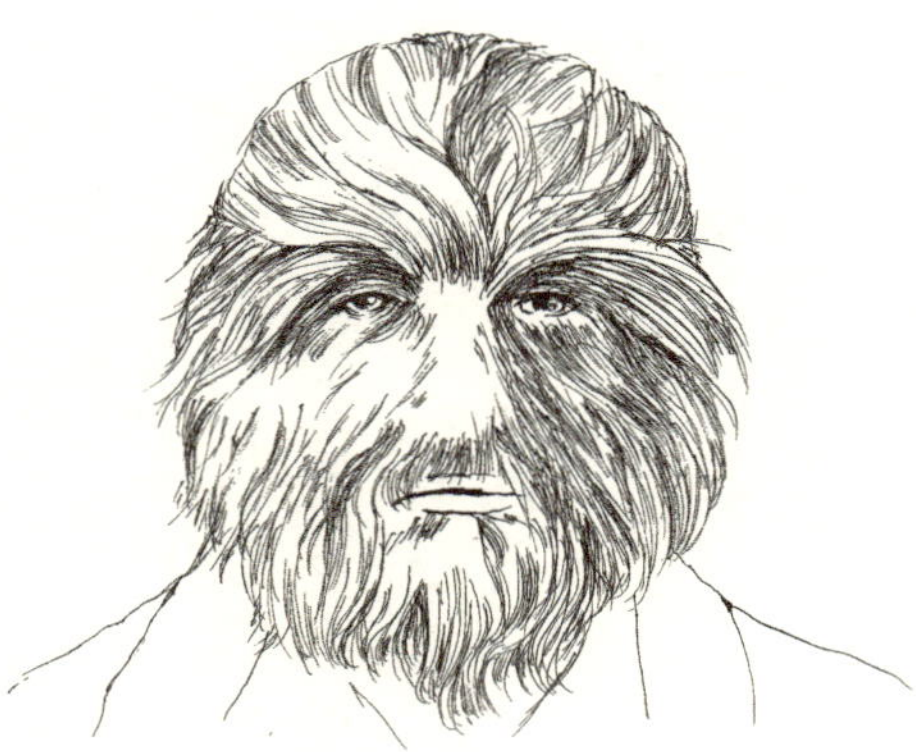

図6-5　多毛症（47歳のロシア人）

多毛症にはもう一つ、胎毛が抜けたのち終生毛が過度に発生するものもある。

そもそも毛は哺乳類型爬虫類の鱗が消える前に特殊な感覚器としてできたらしい。発生初期の毛は両生類の感覚器に似た点がある。またヒトの胎児で最初に毛が生えるのは額、口、眉のあたりで、そこはネコのヒゲのようにもともと触毛が生える場所である（87ページ図4-8参照）。いまでは特殊化した触毛のほうがじつは毛の原型なのかもしれない。

ふつうの毛は保温に役立つ。このため寒帯にすむジャコウウシやホッキョクグマ、ホッキョクギツネの毛は長く、熱帯や亜熱帯のものでは毛足が短いか、まばらになる。また、水中では毛も保温の役に立たないので、水生種では毛が減る傾向にある。ときどき陸にあがる半水生のカワウソやアシカでは毛が短く、決して上陸しないクジラや海牛類では完全な無毛になる。

このほか毛にはいくつかの特殊な用途がある。ハリモグラ、ハリネズミ、ヤマアラシでは毛が刺に変わって太く硬くなり、防御につかわれる。オオアリクイの体表は長い粗毛でおおわれていて、アリが皮膚にまでたどり着けないようにしている。ナマケモノの毛には溝が刻まれていて水分を保ち、コケが生えやすくしている。うごきが遅いナマケモノはこうして体を緑の保護色にしている。

一般に毛が退化するのにいくつかの要因が考えられる。先にのべた水生獣の場合は毛のあいだの空気層による保温が効かないので毛をなくし、その代わりに皮下脂肪を蓄える。ゾウ、サイ、カバ、セイウチ、ゾウアザラシなど体重が一tをこす巨獣では、体積のわりに体表面積が少なく放熱しにくいため無毛になった。同じサイの仲間でも小型のスマトラサイやジャワサイには毛がある。絶滅したケマンモスやケサイは巨獣にもかかわらず寒帯にすんでいたので防寒用の長い毛を生やしていた。これらより小型の動物にも無毛のものがいる。森林沼沢性のコビトカバやバビルーサ、地下性のハダカデバネズミ、飛行性のハダカオヒキコウモリなどである。

ではヒトで毛が退化したのはなぜか。その要因を最初に考えたのは、かのダーウィンだった。毛は熱帯の太陽からも極地や高地の極寒からも体を守ってくれる。無毛でいることの利益がないから自然選択で毛をなくす理由はみつからない。いっぽう世界中のどこでも男のほうが女よりも毛深い。このことからダーウィンは性選択が毛の消失の原因であると考えた。すなわち、ヒトの先祖は完全に毛でおおわれていたが、オスがもっとも毛の少ないメスを選び、メスは頭と顎に立派に毛の生えたオスを好んだので、体全体の毛はしだいに退化する一方、髪とひげは強く発達したのだという。

ヒトの毛の退化要因を考えるときには、体のほとんどの毛が薄いことと同時に、髪の毛をはじめとする局所的な毛の存在理由もうまく説明できなければならない。毛の消失については人類の起源にからんで三つの説がある。

まず、人類の祖先が森林からひらけたサバンナに進出したのにともない、体温調節のために汗をかく体では毛をなくし、もっとも強く日差しの当たる頭に毛をのこしたというサバンナ説。つぎに、類人猿でも幼児では毛が薄いことから、人類は幼時の形質をのこしたまま性成熟した動物なのだというネオテニー説。そして、かつて水生生活をしていた時代に毛をなくし、頭だけが水面から出ていたので、髪の毛がのこったとする水生説である。最近の水生説によると、女のほうが男より髪の毛が長いのは乳児がつかまるためだとされている。いずれにしても、なかなか一筋縄ではいかない難問である。あなたならどう考えるだろうか。

第７章

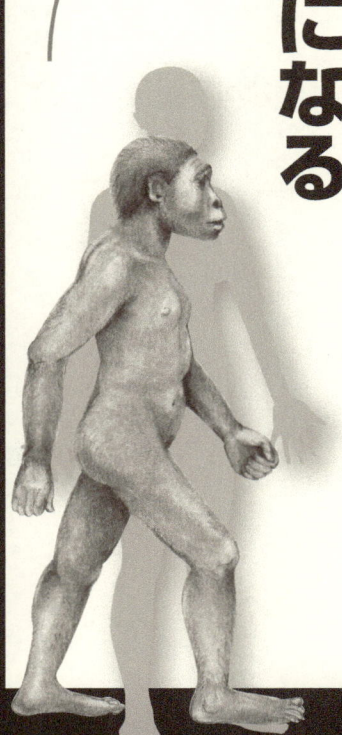

ヒトになる

二五〇万年前から

7-1 手から退化した形——足の指

指の本数は四足動物の共通先祖が上陸してしばらくたってから五本と決まったらしい。ヒトの手にはこの原始的な形がうけつがれ、左右で指が一〇本あることから十進法という計算方法が発達した。

指の関節と関節のあいだを指節《しせつ》といい、三節ある指の骨はつけ根の方から基節骨《きせつこつ》、中節骨《ちゅうせつこつ》、末節骨《まっせつこつ》という。指節の数を親指から順に並べたものを指節式という。ヒトや多くの哺乳類では親指だけが二節、あとの指はみな三節ずつあるので、指節式は2・3・3・3・3となる。いっぽう両生類や爬虫類で五本指をもつものをみると、とくに第三指（趾《し》）と第四指（趾）で指節が多く、手では2・3・4・5・3、足では2・3・4・5・4と表される。

トカゲのように脚を体の脇に張りだして爪先が外をむく側方型では、第一から第四趾まで外側ほど節が多くて長いほうが、摩擦が大きく効率的なのだろう。ところが脚を胴の下にのばす下方型になると、足の長軸の向きが運動方向と一致するので、中心軸の第三趾がもっとも長くなり、第二趾と第四趾は同じでやや短くなる。恐竜やその子孫の鳥の足では指節数は減らさず、指節骨を伸縮することで長さをそろえている。カラスもハトも指節の数は三本指の巨大な肉食竜と同じなのだ。

これに対して同じ下方型でも哺乳類は指節数をへらしている。第二から第五趾まですべて三節で、指節骨の長さで各指の長さが決まる。ふつう地上を歩く哺乳類の手足の指は真ん中の第三指がもっとも長いので「みなさま右手をご覧ください。もっとも長いのが中指でございます。これはみなさまの遠いご先祖、原始哺乳類のモルガヌコドンが地上を歩いていた二億年前ごろのなごりでございま〜す」とガイドできることになる。

指の長さは姿勢だけでなく、生息地や移動様式でも変わる。後脚《あとあし》で水をけって泳ぐラッコでは第五趾がもっとも長く、アシカの前脚《まえあし》では第一指が一番長い。おなじ水生動物でもアザラシは左右の足の裏をあわせて魚の尾鰭《おびれ》のように左右に振って泳ぐ。このため足の指も尾鰭の形になり、第一趾と第五趾がもっとも長く、第二〜第四趾は短い。

樹上性の霊長類では親指が離れ、その他の指とむきあって木の枝をつかみやすいような形をしている。この特徴を母指《ぼし》（趾）対向性《たいこうせい》という。原猿類の中には、体のわりに太い枝をつかむために第二指が短縮してこぶ状になるものがいる。腕渡りで移動するタイプでは、手をかぎ状にして枝にひっかけるので手は細長くなり、親指の役目はなくなる。南米にすむ新世界猿のクモザルでは親指がなく、旧世界猿のコロブスでは短く、類人猿のテナガザルでは人差し指のつけ根に短い親指がはまるくぼみがある。

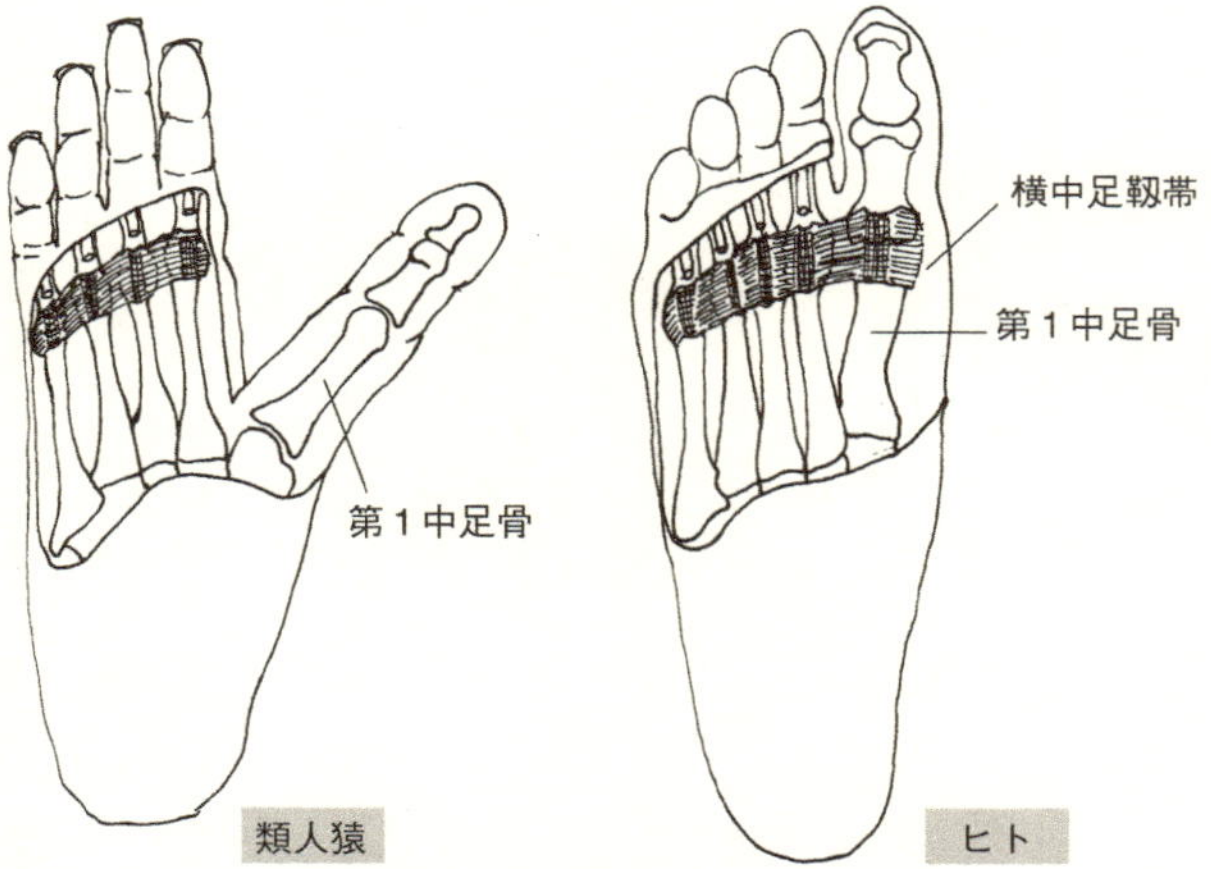

図7－1　類人猿とヒトの足

ヒトでは第１趾が前をむき、第１、第２趾間にも横中足靱《おうちゅうそくじん》帯《たい》ができる。

いっぽう足をみると、ヒトの胎生二ヵ月の足の親指の位置は手の親指とほぼ一致している。類人猿の足やヒトの手では終生この位置のままだが、ヒトの足だけはそこから大きく変化していく。

かつて霊長類は二《に》手《しゅ》類（人類）と四《し》手《しゅ》類（サル類）に区別されていた。サルでは足も手と同じように母趾対向性であることに由来する。ところがヒトの足は独特で、もっとも近い類人猿とくらべても次のような違いがある（図7－1）。

① 類人猿の足の指は比較的長く、曲がっているが、ヒトでは短くまっすぐ。

② 類人猿の第一趾は発達が悪く、第二趾から離れてかたむくが、ヒトの第一趾は最大で、ほかの指と同じく前をむく。

③　第一中足骨《ちゅうそつこつ》と足根骨《そつこんこつ》との関節面が類人猿は鞍形をしているが、ヒトは平面。

④　第一、第二趾のあいだは、類人猿では中足骨の基部まで開くので皮膚はないが、ヒトでは基節骨の半ばまで、いわゆる「水かき」でつながる。

⑤　靱帯は、類人猿では第二～五中足骨のあいだだが、ヒトでは第一と第二中足骨間にも張る。

これらの中足骨の基部にはとなりとのあいだにも関節面があるが、第一と第二中足骨間にはヒトでもまだ関節面ができていない。このことはヒトの先祖の足も元は手のように対向性があったことを示している。

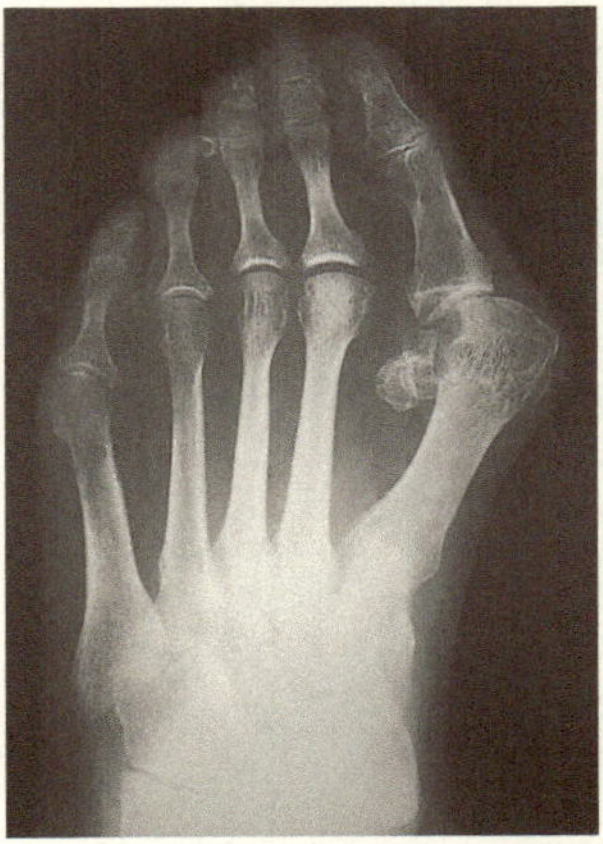

写真7－1　外反母趾のＸ線写真

第１中足骨と趾骨が第２趾にむきあうように倒れている。

外反母趾《がいはんぼし》とか外転母趾といって、第一趾のつけ根が内側に飛びだす病気がある（写真7－1）。その症状は第一中足骨が第二から離れて横倒しになり、手のように第一趾の指先がほかの指にむきあう。この点では類人猿にもどったかのようにみえる。両者をつなぐ靱帯ができてから日が浅く、まだ強度が十分に進化しきれていないのかもしれない。

類人猿では第二～第五趾がよく発達していて第三趾がもっとも長い。しかしヒトではいずれも短く、とくに第五趾は小さい。中節骨と末節骨はかなりの率で癒合し、その爪は変形するか欠ける。この形態変化を説明するのに、靴をはく影響による「靴圧説」が唱えられたことがある。いかにもヨーロッパ人らしい発想だが、明治のお雇い外国人ベルツによる、靴をはかない日本人でも小指が退化しているという報告などをもとに否定されてしまった。

7-2 犬歯と歯ならび

いわゆる糸切歯のことを解剖学では犬歯《けんし》という。犬歯は歯根が太く、隣の歯よりも長い。現生のヒトは動物のように犬歯をつかうことがないので、こうした特徴を純粋に機能的に説明することはむずかしく、かつてはさらに大きく長かったことをうかがわせる。ふつうの哺乳類では生える位置によって歯の種類（歯種《ししゅ》）が異なる。では、すべての歯が同じ形だった爬虫類からどのようにして歯種が分化したのだろう。

歯種の分化はかなり早く、哺乳類型爬虫類といわれる原始的な盤竜類《ばんりゅうるい》ですでに始まっていた。もっとも早かったのが犬歯の分化である。魚を食べていたものでは長い歯列に同じ大きさの細長い歯がならぶ。ところが肉食とされる種類では上顎骨の前よりの二本がほかの歯よりも長く太かった。

歯の位置と作用の関連はテコの原理で説明できる。歯列の前端は顎関節からもっとも離れるので、大きく開く反面、かむ力は小さい。逆に後端では少ししか開かないが、最大の力でかめる。肉食に転じたとき、ある程度大きな獲物をつきさす必要から、歯列の中ほどの二本が拡大したのだろう。

進化型盤竜類になると顎は短くなり、つきさし歯は二本から一本になり大きくなる。犬歯の誕生である。獲物につきさすには、フォークよりナイフのほうが効果的なのだ。やがて下顎にも上顎とかみ合う犬歯ができた。こうして上下左右に各一本の犬歯ができ、それが哺乳類にうけつがれている。

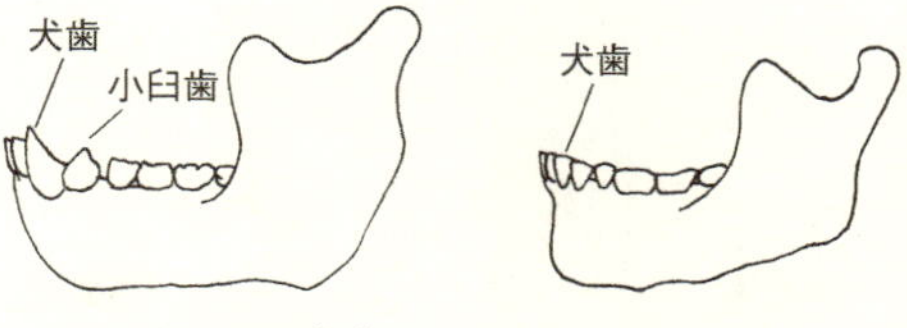

図7-2　類人猿とヒトの下顎骨（左側面）
ヒトでは犬歯がほかの歯より突出しない。

ほとんどの霊長類の犬歯は大きく鋭くて強力な短剣状となる。いわゆる牙である（図7-2）。ヒヒやゴリラのような地上性のサルでは犬歯の性差が著しい。いわゆるハーレムをつくる動物では雌雄の体格差が大きく、歯の大きさも体格に比例する。たとえばゴリラのオスは体格も犬歯もメスよりきわめて大きい。同じ類人猿でも一夫一婦のテナガザルでは体格や犬歯の大きさに性差はめだたない。

四五〇万～四〇〇万年前の猿人の歯はあきらかに類人猿的で性差もはっきりしている。その後二〇〇万年ほどのあいだに犬歯は小さくなり、性差もなくなっている。

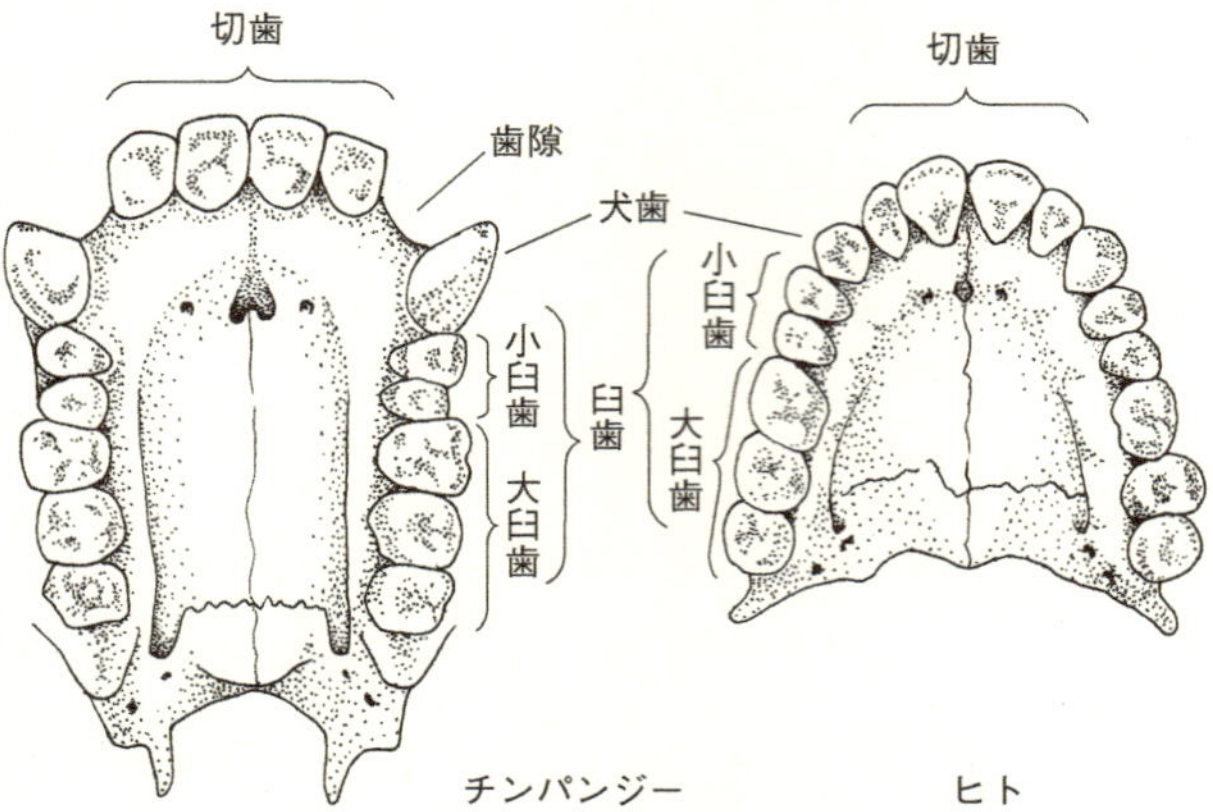

図7-3　類人猿とヒトの上顎歯列（下面）

類人猿には歯隙がありU字形、ヒトでは歯隙がなく放物線状。

犬歯が大きくほかの歯よりも突出すると、顎を閉じるときに上下がかみあうため、顎の動きが制約されて臼歯のすり減り方にもその特徴が出る。また、顎を閉じたときに上下の犬歯のおさまる隙間（歯隙《しげき》）ができる（図7-3）。しかしヒトでは犬歯がほかの歯よりつきださないので、歯隙はなく、小臼歯の変形もない。咀嚼するときにも犬歯による制約がないので、顎はどの方向にも自由にうごかせる。

切歯から臼歯までの歯並びを歯列《しれつ》という。歯列の形は顎の長さ、歯の大きさ、前歯の傾きなどで決まる。大型類人猿の歯列はふつうU字形で、臼歯列は直線状でやや後方で狭まるが、ヒトでは放物線状で湾曲する。類人猿の歯列も子供ではヒトのように放物線状で丸い。それが成長するにつれて顎や臼歯列がのびて類人猿型の歯列になり、永久歯の切歯や大臼歯がかみあうようになる。

ヒトの歯列の形はヒトの進化の過程で徐々に変化してきた（162ページ図7-8参照）。大型類人猿の切歯はヒト科のそれよりかなり前にあるので、切歯の歯槽《しそう》の後縁は左右の犬歯の歯槽の前縁を結ぶ線から離れている。アファール猿人（三九〇万～二九〇万年前）の歯列にはその傾向がみられるものもあり、類人猿のU字形とヒトの放物線の中間型である。アフリカヌス猿人（三五〇万～二五〇万年前）ではさらに放物線状になる。またアファール猿人の化石の二〇例中九例で下顎の犬歯と小臼歯の間に歯隙がみられる。アフリカヌスでは永久歯の咬合面は平らになり、歯隙も一二例中一例だけとなる。

原人の歯列は猿人よりも小臼歯のあいだが幅広く、切歯部の輪郭が丸くなる。エレクトゥス原人（一八〇万～四〇〇万年前）の犬歯には原始的特徴があり、中には異常にとがってつきだし、小さな歯隙さえみられることもある。

こうして化石人類の証拠は犬歯が退化器官であることを示している。ただし現生のヒトでも乳犬歯はとなりの歯よりもつきだし、鋭くとがることがある。このことからも犬歯はヒト化の過程で退化した、わりと新しい退化器官であるといえるのである。

7-3　顎が退化して

チンパンジーとヒトの顔をみくらべると、ヒトでは顎の先のほうが歯より前に出ている。この部分をオトガイという。

爬虫類の下顎は複数の骨からなり、顎の中ほどで形を変えることができるものもいる。ヘビは顎の関節が二段構えになっていて大きく開くことができるだけでなく、左右の顎をつなぐ正中部が弾性に富んだ靱帯でできていて、左右の顎を交互にうごかして獲物をとり込んでいくことができる。

哺乳類になると歯の生えていた歯骨が大きくなって、これだけで下顎骨を形成するようになる。そのほかの後方にあった小骨は耳に移ったり消失したりした。また爬虫類では一つだけだった咀嚼筋が二つにわかれ、哺乳類ではこの二つの筋の走り方が異なることで、顎関節に負担をかけずに顎を閉じられるようになったとされる。

左右別々に発生する下顎骨だが、奇蹄類、コウモリ、霊長類、ブタ、ゾウ、ナマケモノでは正中で癒合して一つになる。一方、食肉類や偶蹄類の多くを占める反芻類では、正中に線維性の下顎結合がのこる。左右の下顎骨が一つになるか、わかれたままかは、系統、食性、顎のうごかし方のいずれとも相関がみられず、何と関連しているのかわかっていない。

霊長類の顎はもともと先細りのV字形で、文字どおりキツネ顔のサル（キツネザル）もいるほ

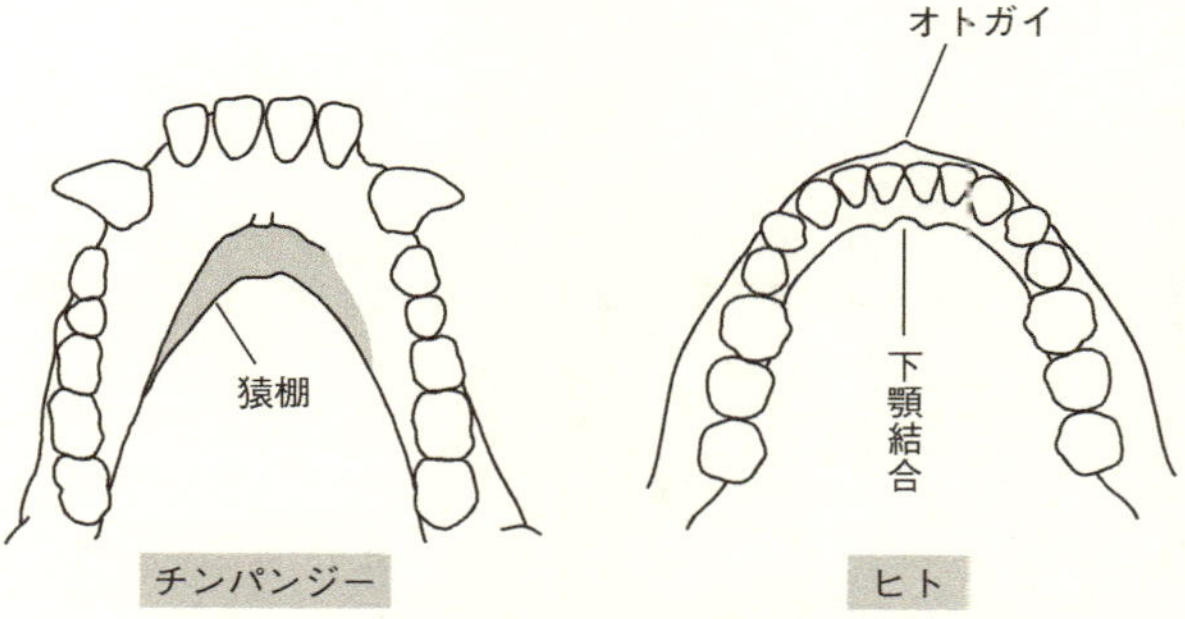

図7-4　類人猿とヒトの下顎骨（上面）
下顎結合の後側のでっぱりが猿棚。
ヒトでは下顎結合の前にオトガイができる。

どである。旧世界猿のオナガザル類でも基本的におなじだ。しかし類人猿では切歯《せつし》が相対的に大きくなり、鼻や口をふくむ鼻づら全体が幅広くなった。切歯部が広がった結果、下顎骨もU字形になっている。この左右に広がった下顎結合の裏側のすき間を埋めている骨が棚状にでっぱることがある。このでっぱりは類人猿にあるが現生のヒトにはみられないので猿棚《さるだな》という（図7-4）。ただし現生の類人猿で著しい猿棚も、化石の記録からみると後期鮮新世まではあまり発達していなかったらしい。

ではなぜ猿棚は退化したのだろう。

下顎骨の後端には顎関節と顎の開閉や咀嚼に働く筋があつまっている。こうした構造上、食べ物をかむときに片側の咀嚼筋が収縮したり、顎を前に出す筋が左右交互に働いたりすると、下顎には長軸まわりのねじれや横方向にずれる力が加わる。このため前端の下顎結合部には大きなひずみが生じる。これに対する適応が、左右の下顎を線維結合という柔構造でつなぐか、もしくは硬い骨でひと塊《かたまり》にする骨結合である。骨結合のばあいには下顎結合を上下に高くするか、骨を厚くすることで強度が増す。

猿棚の存在意義をこうした力に抗するデザインとする見方では、ヒトで猿棚が退化した代わりにオトガイができたという。しかしヒト科にはアフリカヌス猿人やエレクトゥス原人のように猿棚もオトガイもない種類もいる。その顎についてはどう説明すればよいだろう。

ちなみに猿棚はヒトでは退化しているが、オトガイは退化器官ではない。むしろ、歯が退化して歯槽が後退したためにとりのこされた、ヒトに固有の体中でもっとも歴史のあさい特徴である。

7-4 まだ細くなるウエスト

先に129ページ「腹のくびれは体の節」の項でみたように、肋骨は魚類になって筋分節のあいだの筋間中隔が骨化したものである。爬虫類になると腹側に胸骨ができて、背側の胸椎《きょうつい》、両側の肋骨とともに胸郭《きょうかく》ができる。完全に水から離れて内臓の支えを強化する必要が生じたからである。

しかし哺乳類になると腹部の肋骨が消えて、腹腔の内臓が骨の枠から解放されることになった。胸郭の底には横隔膜がはって腹式呼吸ができるようになり、胸郭と骨盤のあいだを腰椎だけでつなぐことで、脊柱の上下運動が十分にできるようになった。四足性の旧世界猿は腰椎が多くて胴の柔軟性が高い。これに対して腕渡りをする類人猿は逆に腰椎が少なく胴は一体化している。ヒトは直立二足歩行に適応して、胴の柔軟性をとりもどしたことになる。肋骨数は概して原始的な哺乳類のほうが多く、ナマケモノでは二四対ある。霊長類では原猿類のキツネザルが最高で一四対、テナガザルで一三～一四対、ゴリラ、チンパンジーで一三対、リーフモンキー、ニホンザル、オランウータン、ヒトでもっとも少なく一二対である。先祖とくらべるとあきらかに退化してきており、下方の肋骨では形も長さも変異が大きい。

胎児では第七頸椎にも腰椎すべてにも一時的に肋骨がある。それらが消失しないと頸肋《けいろく》とか腰《よう》肋《ろく》という過剰肋となる。頸肋は大型類人猿よりヒトに多くみられる。一方、腰肋はゴリラやチンパンジーでふつうにみられるのでゴリラ肋ともいう。ヒトでのゴリラ肋の出現頻度には性差があり、男性のほうが女性より三倍も多い。聖書の創世記によればアダムの肋骨からイブをつくったのだから、男のほうが一本少ないはずなのに……。

肋骨は胸骨との関係で真肋《しんろく》、仮肋《かろく》、浮遊肋《ふゆうろく》の三種類にわけられる。真肋は肋軟骨がじかに胸骨とつながるもので、ヒトでは第一から第七肋骨まで、仮肋は肋軟骨がすぐ上位の肋軟骨につくもので第八から第一〇肋骨まで、浮遊肋はほかの肋骨とはつかず、体壁筋のあいだに埋もれている第一一、第一二肋骨である。（次ページ図7-5）。

真肋の平均はオランウータンでは六・九、チンパンジーでは七・五である。ヒトの真肋はふつ

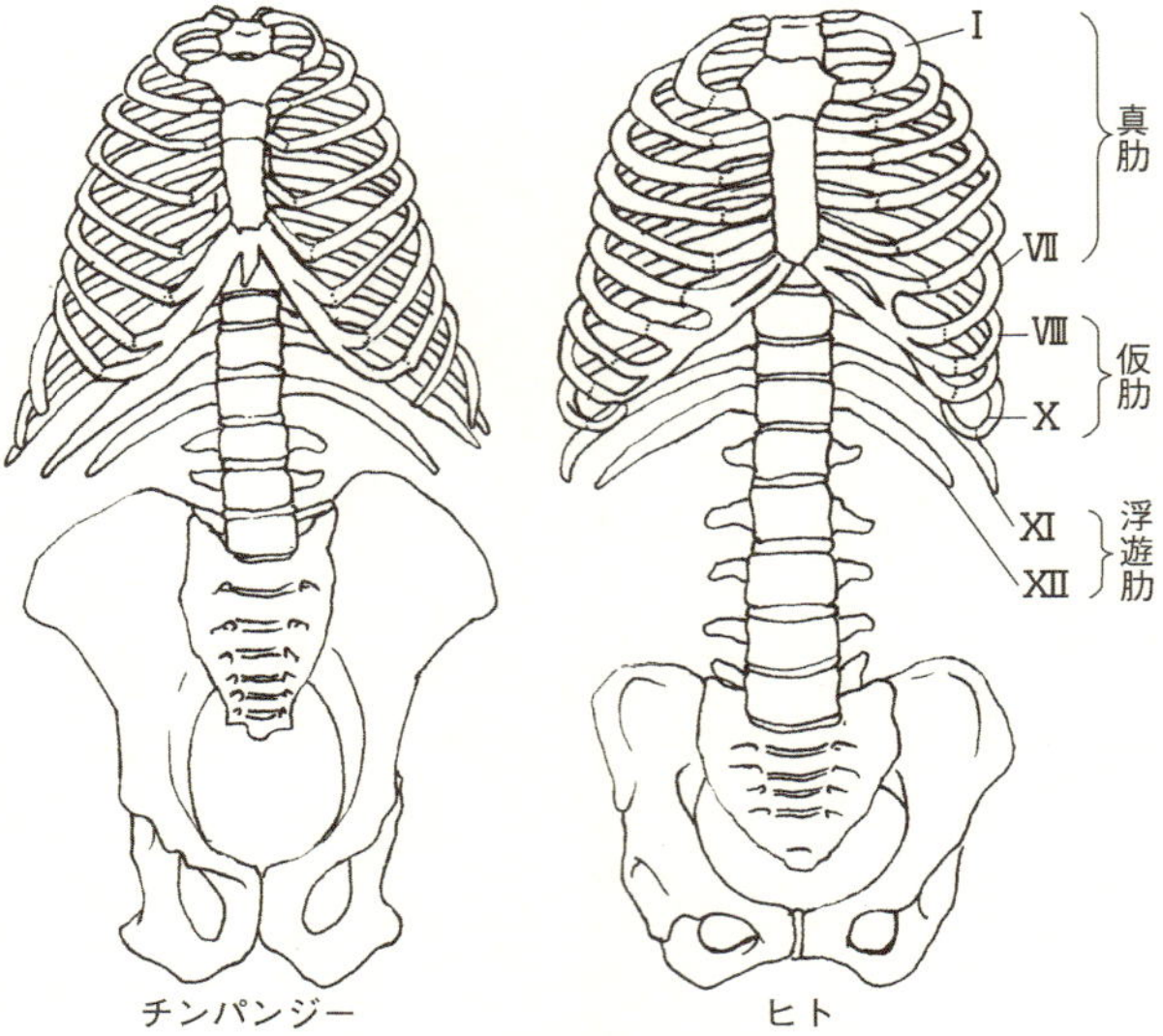

図7－5　類人猿とヒトの胸郭
下位の肋骨が退化してウエストができる。

う七本だが、八本のときもある。第八真肋は左側よりも右側に多くみられる。また女性よりも男性に多い。この理由として、かつて一九世紀のヨーロッパで婦人のウエストをきつくコルセットで締め上げていたせいだとされたことがある。しかしいまでは単に女性の胸骨のほうが短いためとされる。

胸郭《きょうかく》の下縁で仮肋の肋軟骨がつくるアーチを肋骨弓《ろっこつきゅう》という。左右の肋骨弓がなす角は女性のほうが男性より鋭角である。これは男の胸郭のほうが女よりも幅広いためである。

胸郭の断面の形は脊椎動物の進化

の過程で変動してきた。水生の魚類では横幅が狭い（側扁《そくへん》している）ものが多いが、両生類や爬虫類では逆に背腹に扁平（縦扁《じゅうへん》）になる。哺乳類ではふたたび側扁する。四肢で体重を支える地上歩行性のウシ、ウマ、イヌ、ネコではこれが基本形である。いっぽう水生のクジラ、カワウソ、ラッコや樹上性の霊長類、飛行性のコウモリでは断面が円形となる。二足性のヒトの胸郭は胎児ではサルのように円形だが、大人では背腹に扁平となる。女性よりも男性の扁平度が高い。

こうした胸郭の形の変遷は生息環境とその動物の姿勢や移動様式によって説明できる。体肢が下方型の地上性四足獣では、前半身の体重が胸郭を介して肩甲骨につたわるので、胸郭は側扁しているほうが支えやすい。水生獣では浮力があるのでこの問題からは解放される。霊長類では前肢にものをつかむ役割が加わったので、胸筋群の発達を促して胸郭の形が変わった。

ヒトが直立すると胸郭は体重を支える側から逆に脊柱に支えられる側になった。こうなると胸郭が前後に平たいほど支えやすい。つまり胸郭と脊柱の重心線が近づくほどよいので、もともと円形だった胸郭の中心に向かって胸椎がめり込んできたようにみえる。このためヒトの肋骨は胸椎に近い後側の湾曲がサルよりもずっと強い。

また、チンパンジーのような類人猿の胸郭は下に開いた漏斗《ろうと》形《がた》だが、ヒトでは中ほどが広い樽形である（図7-5参照）。上方の肋骨は類人猿では徐々に大きくなるのに対し、ヒトでは第一から第二で急に大きくなる。下方の肋骨は類人猿では湾曲がゆるいが、ヒトでは強く、曲率半径も小さくなり、ねじれが強まる。

ヒト科でも猿人「ルーシー」の胸郭はまだ類人猿的である。二足歩行になじんだ原人段階になり、ウエストが形成されるにつれて胸郭の底もしぼられてきたのだろう。現代人で肋骨数や下方の浮遊肋の長さや形に変異が大きいのは、いまでも胸郭の退化、つまりウエストの形成が進行中の証といえる。

7-5　原始人のおもかげ――眉弓

オランダのアムステルダム郊外にライデンという美しい町がある。ここの国立自然史博物館には世界最初の「直立猿人」の化石が保管されている。

一九世紀末の生物学者ヘッケルは、ヒトとサルをつなぐミッシングリンクはアジアでみつかると予言し、早々と「ピテカントロプス」という学名まで用意していた。アムステルダム大学の解剖学講師だったデュボワは、これをみつけるために大学をやめて軍医になり、はるばるインドネシアまで出かけていった。そして何年間も苦心惨憺《さんたん》したあげくジャワ島ソロ川河畔のトリニールでついに頭と脚の骨を探し当てたのだった。

博物館では展示室の中ほどにある金庫から、係の人がもったいぶって化石を取りだしてみせてくれた。頭骨はお宝さながら綿に包まれて木箱におさまっていたが、たしかにオランダの至宝にちがいない。化石は黒光りしていて変形もなく保存状態もよい。頭骨は脳の入る部分だけしかみつかっていないが、高さが低く、額には頑丈な眼窩《がんか》上隆起《じょうりゅうき》がはりだしていて、ひと目でいまのヒトとは別物であることがみてとれた（写真7-2）。

眼窩上隆起は左右の眼窩の上縁を連続的に横切っている骨稜で、とくにゴリラとチンパンジー

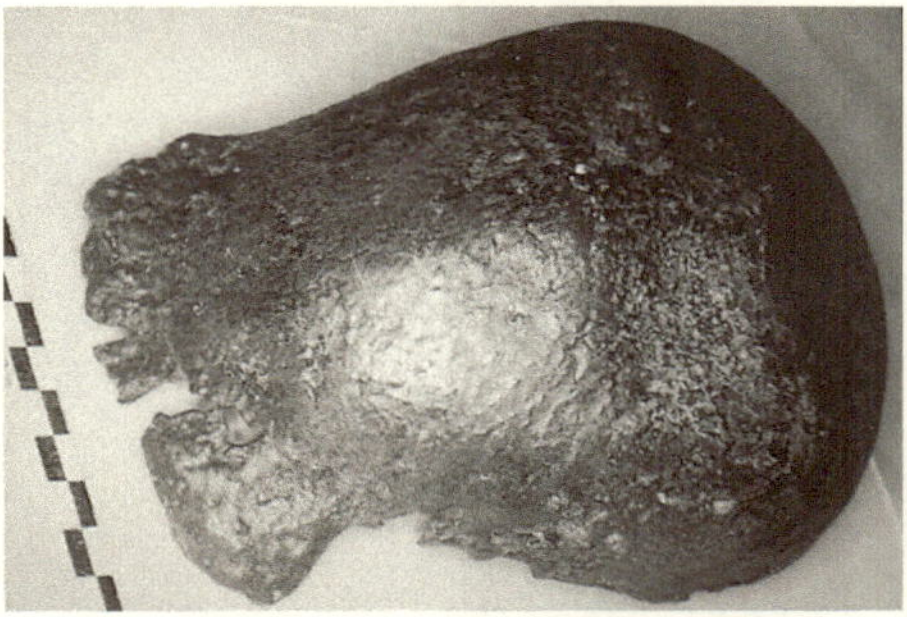

写真７-２　エレクトゥス原人の１号標本
眼窩上隆起とその後のくぼみがはっきりしている。

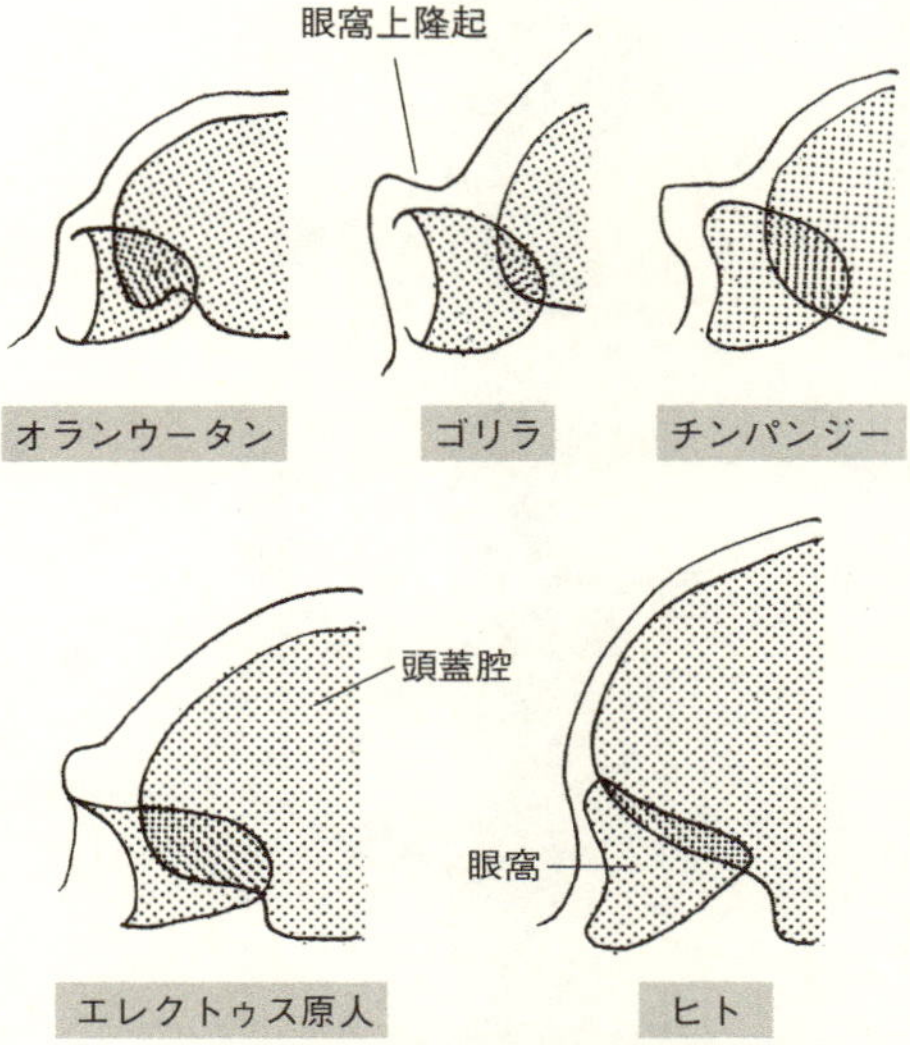

図７-６　類人猿と人類の眼窩上隆起
眼窩と頭蓋腔の断面とともに示す。

で発達している（図7-6）。咀嚼するときに上顎の臼歯にかかる力は、骨鼻口《こつびこう》と眼窩のあいだの骨や眼窩のわきの頬骨《きょうこつ》をとおって頭のてっぺんに抜ける。顔と頭の境にある眼窩上隆起はこの力を分散するように進化してきたので、咀嚼器の一部とも考えられる。

眼窩上隆起というと原始人のイメージがあり、霊長類でもずいぶん古くからあるように感じ

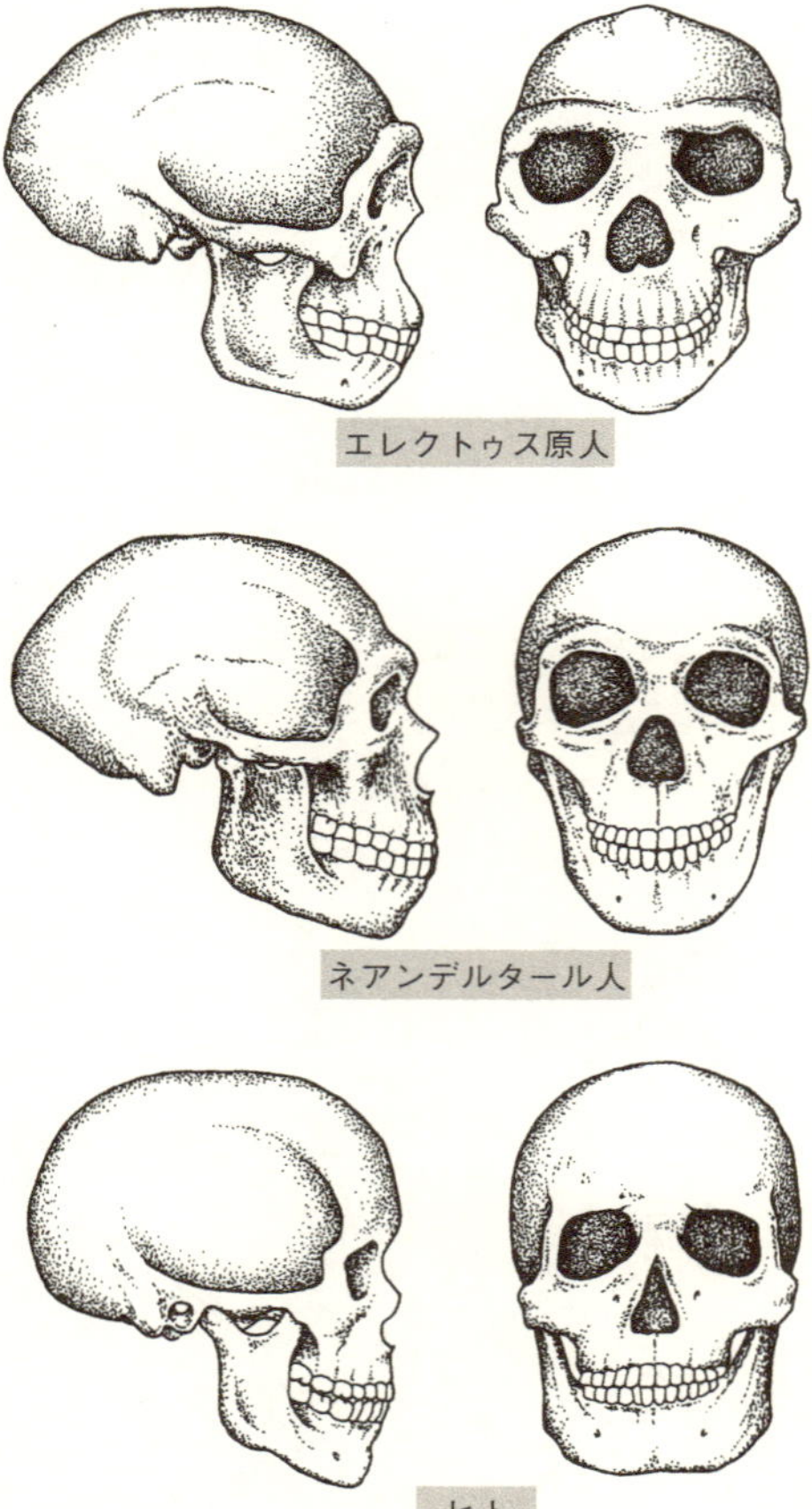

図7-7　人類の眼窩上隆起

ヒトでは退化して眉弓になる。

る。ところが高等霊長類にしかないので、ごく新しくできたものであることがわかる。類人猿と人類とでもちがいがある。類人猿の隆起は塊状の骨の台の上にある。これに対して人類の眼の上の形は種によって異なり、脳に対する眼の位置やこめかみにある側頭筋の発達程度に影響される。

ヒト科の頭は中期更新世の末（一二万六〇〇〇年前）までに現生のヒトとそっくりなまでになった。この時代の頭骨の化石が現世人とはっきり異なる唯一の点が、強く発達した眼窩上隆起なのである。

アフリカヌス猿人では額のまん中がつきだし、眼窩上隆起は眉毛のように眼の上で曲がり、正中では下がって左右があわさる。原人段階では脳の拡大の影響で前頭骨全体が大きくなり、初期の眼窩上隆起は幅が広い。アジアのエレクトゥス原人も眼窩上隆起がめだち、直線的で両側にむかって厚くなる（図7-7）。

ネアンデルタール人の眼窩上隆起はこのエレクトゥスのものとも異なる。エレクトゥスでは眼の上で角ばるのに対し、滑らかな凸面で、両側では逆に厚みが減る。隆起の内部はエレクトゥスではほぼ骨がつまっていて類人猿的なのに、ネアンデルタール人では空洞が広がっている。

現代のほとんどの男性では眉の上の正中寄りに眉弓《びきゅう》という骨の高まりがある。女性ではめだたないので頭蓋の性別鑑定にも用いられる。この眉弓は眼窩上隆起のなごりで、側頭筋をはじめ上下顎および歯牙など咀嚼器全体の退化の、額での表れとみることができる。退化器官の常として個体変異が非常に大きい。

7-6 失われつつある歯——親知らず

歯医者さんのキャンペーンで八〇・二〇運動というのがある。これは八〇歳になっても自分の歯を二〇本残そうという趣旨である。入れ歯になると咀嚼力が落ち、ほかの消化器の負担が増して全体の消化効率にひびくという。咀嚼という口腔内消化は体全体の健康にとって重要な役割を果たしているのだ。では二〇本残そうという歯はもともと何本あったのだろう。

41ページ「口の中のサメ肌」でみたように、爬虫類まで歯は何度でも生え変わったので無数にあった。哺乳類になると生涯に生えてくる数が決まる。また、顎の位置によって生える歯の種類も決まるので、歯種ごとの歯の数も一定のものになる。

歯種は前から順に切歯、犬歯、小臼歯、大臼歯という。動物の種類によって各歯種の数が異なるので、上下顎の歯の数を一度に表すには、片側の数を上下顎でならべた歯式をつかうと便利である。たとえばヒトでは切歯二本、犬歯一本、小臼歯二本、大臼歯三本（148ページ図7-3参照）で、左右をあわせると三二本になり、次のように表す。

歯は進化とともに減る傾向にあり、胎盤類の先祖の歯の本数は

$$\frac{2\cdot1\cdot2\cdot3}{2\cdot1\cdot2\cdot3}=32$$

$$\frac{3\cdot1\cdot4\cdot3}{3\cdot1\cdot4\cdot3}=44$$

で、これを基本歯式という。

歯の進化は本数の減少だけでなく、形のうえでも大きく変わる。キツネザルやメガネザルの大臼歯は三咬頭で、つきさしとすりつぶしが同時にできる哺乳類の臼歯の基本型である。それが新世界猿では四咬頭が前後二列にならぶ二稜歯《にりょうし》になり、さらに類人猿の下顎大臼歯では五咬頭がY字形の溝のまわりにならぶようになる。

ところで146ページ「犬歯と歯ならび」の項でみたように、歯の生え方には決まった順序があり、基本的に正中の切歯から順に奥へむかって生える。犬歯だけは例外で少し遅れる。子供のときには乳歯が乳切歯、乳犬歯、乳臼歯の順に生える。乳臼歯は二本なので子供の歯の数を表す乳歯式は

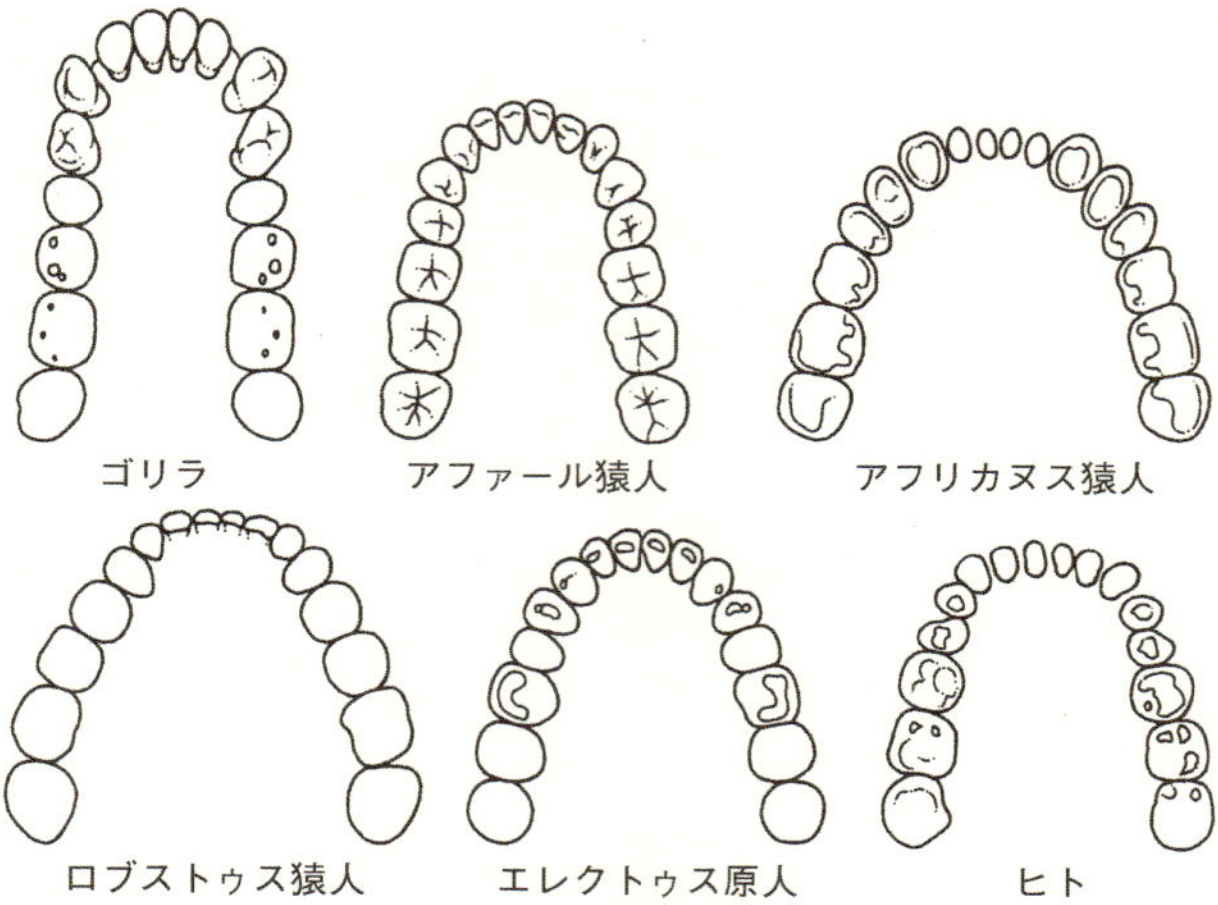

図7-8　大臼歯の退化

$$\frac{2\cdot1\cdot2}{2\cdot1\cdot2}=20$$

となる。いずれも生え変わって切歯、犬歯、小臼歯となる。

　ところが大臼歯は顎の骨が成長するにつれて初めて生えてくるので先行する歯がない。いわば第一世代の歯なので乳歯列にふくまれる。生える時期にちなんで、一番前の第一大臼歯は六歳臼歯、第二大臼歯は一二歳臼歯という別名がある。ちょうど小学校の入学と卒業の頃で、このあいだに、ほかの歯は乳歯から永久歯への生え変わりをすませる。最後の第三大臼歯はずっと遅れて生える。知恵がついてから生えるというわけで「智歯《ちし》」とか、親が死んでから生えるので「親知らず」とよばれる。

ブタやゾウなど大臼歯が三本生える哺乳類では最後に生える第三大臼歯が最大である。これらの動物は歳とともに体も大きくなっていくので咀嚼面が拡大するのは理にかなっている。

ところが人類の進化をみると、ロブストゥス猿人では第三大臼歯が第二大臼歯より大きかったが、アウストラロピテクスでは第二のほうが大きく、ボイセイ猿人ではまちまちだった。エレクトゥス原人では第二大臼歯が最大だが、ヒトではついに第一大臼歯が最大となり、親知らずは最小となっている（図7-8）。ただしこれは白人のばあいで、黒人やオーストラリア先住民（アボリジニ）では第三大臼歯が大きい。

親知らずが生える人の割合は、縄文時代人で八〇％だが、古墳時代人では六〇％と減少している。そして現代人では、四本の親知らずがすべて生えそろう人、三本、二本、一本だけ生える人、まったく生えない人に五区分して集計すると、多数派がいない。こうなるともう正常も異常もないわけで、ただ変異が大きいとしかいえない。ヒトの歯式は、いまや

$$\frac{2\cdot1\cdot2\cdot2\sim3}{2\cdot1\cdot2\cdot2\sim3}=28\sim32$$

としたほうが実態にあっている。

このように、親知らずは人類になってから退化しはじめ、現代人では人により生える本数も形もまちまちである。時代とともに小さくなり、個体変異が大きい典型的な退化器官といえる。

7-7　うなじの遺跡――インカ骨

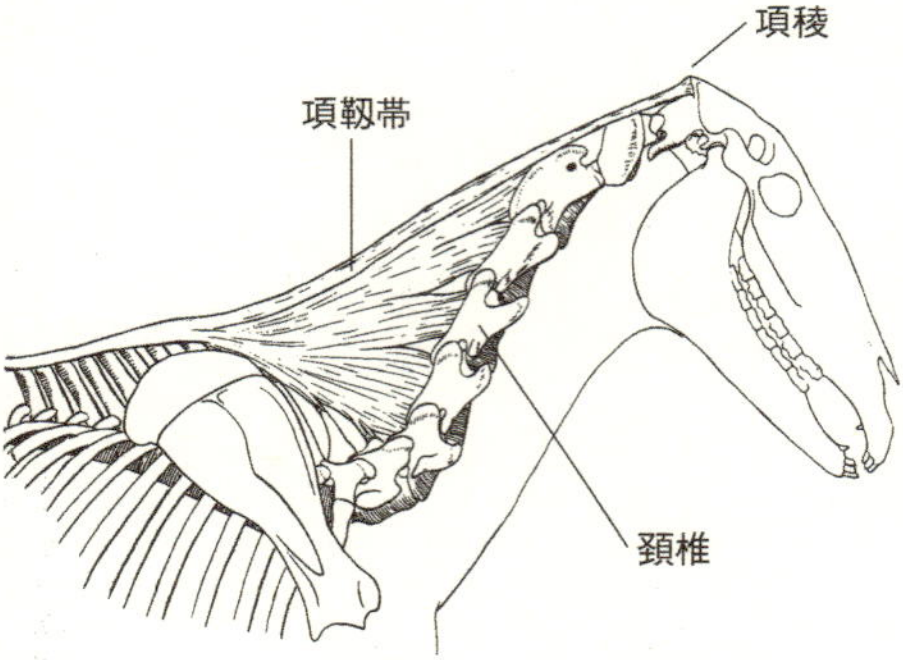

図7-9　ウマの首を支える頸椎と項靱帯

後頭部を上から下に触れていくと途中から急に柔らかくなる。そこに項《うなじ》の筋（項筋《こうきん》）があるからだ。項筋が頭の骨につくところには、ざらざらしたスジ（上項線《じょうこうせん》）がついていて、その正中に小さな突起（外後頭隆起《がいこうとう》）がある。ここには頚の後側正中をはしるうなじの靱帯（項靱帯《こうじんたい》）がつく。

四本足で立つ哺乳類は胴体から頚を前にのばして頭を支えている。これは壁にとりつけた棚と同じで、このように一端を固定された突出部を片持ち梁《ばり》という。片持ち梁をもっとも楽に支えるには、先端に針金をつけて斜め上に結べばよい。こうすると梁《はり》には圧力が、針金には張力が一様にかかって、最少の材料で最大の強度が出る。

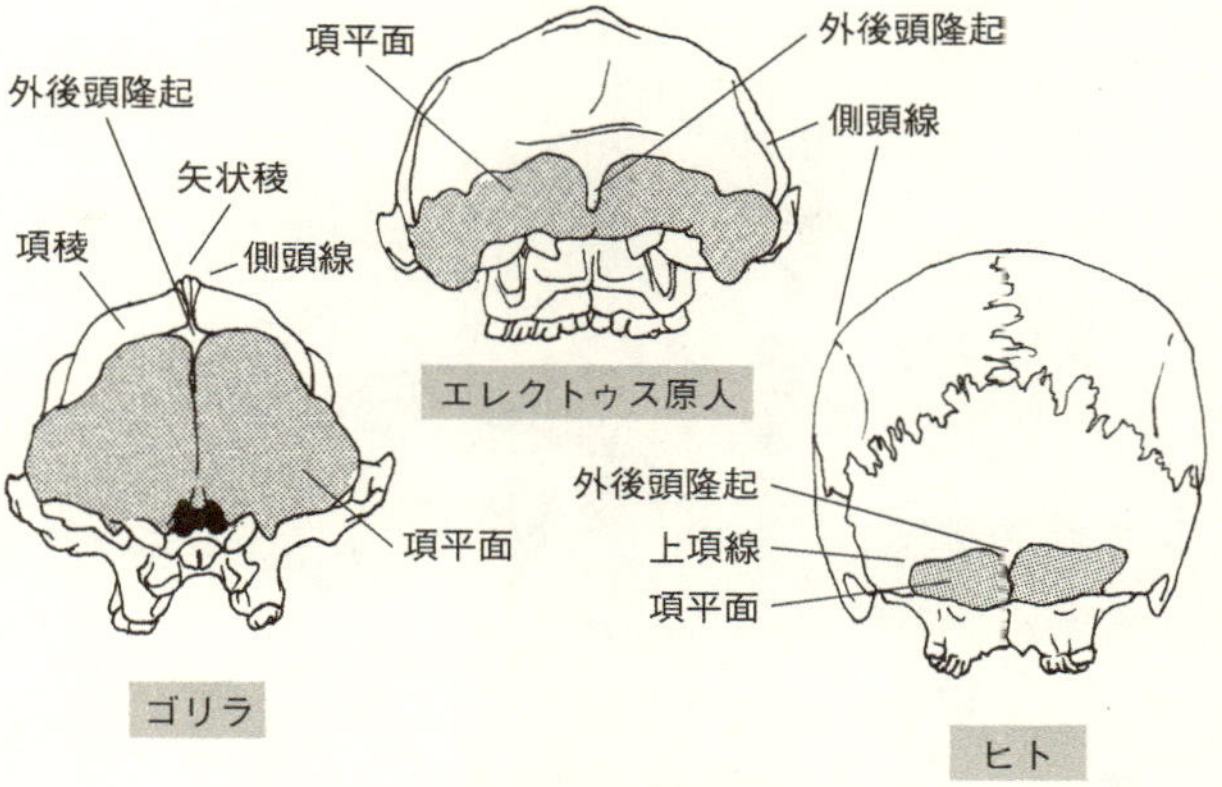

図7-10　後頭部の比較
ヒトに近くなるにつれて、項筋のつく項稜の突出が減り、項平面が小さくなる。

動物の首にもこの絶妙な仕組があって、下側の頚の骨が梁に、上側の項靱帯が針金にあたる（図7-9）。ウマでもイヌでも、頭骨には項靱帯や項筋のつく強力な稜（項稜）がそなわっている。項稜より下は項平面といって項の筋がつく。

ライオンやハイエナなどの食肉類やゴリラのように、こめかみの側頭筋が著しく巨大化した動物の頭骨では、筋の入る頬骨の横へのはりだしが強く、頭のてっぺんにはトサカ状の稜（矢《し》状稜《じょうりょう》）ができる（図7-10）。側頭筋は本来、側頭部からおこるが、量が増えるにつれて側面からてっぺんにまでつく位置を広げ、ついには左右の筋が正中までくる。さらに足りなくなると、矢状稜をつくって筋のつく場所を確保する。このように骨の形は筋の発達に左右される

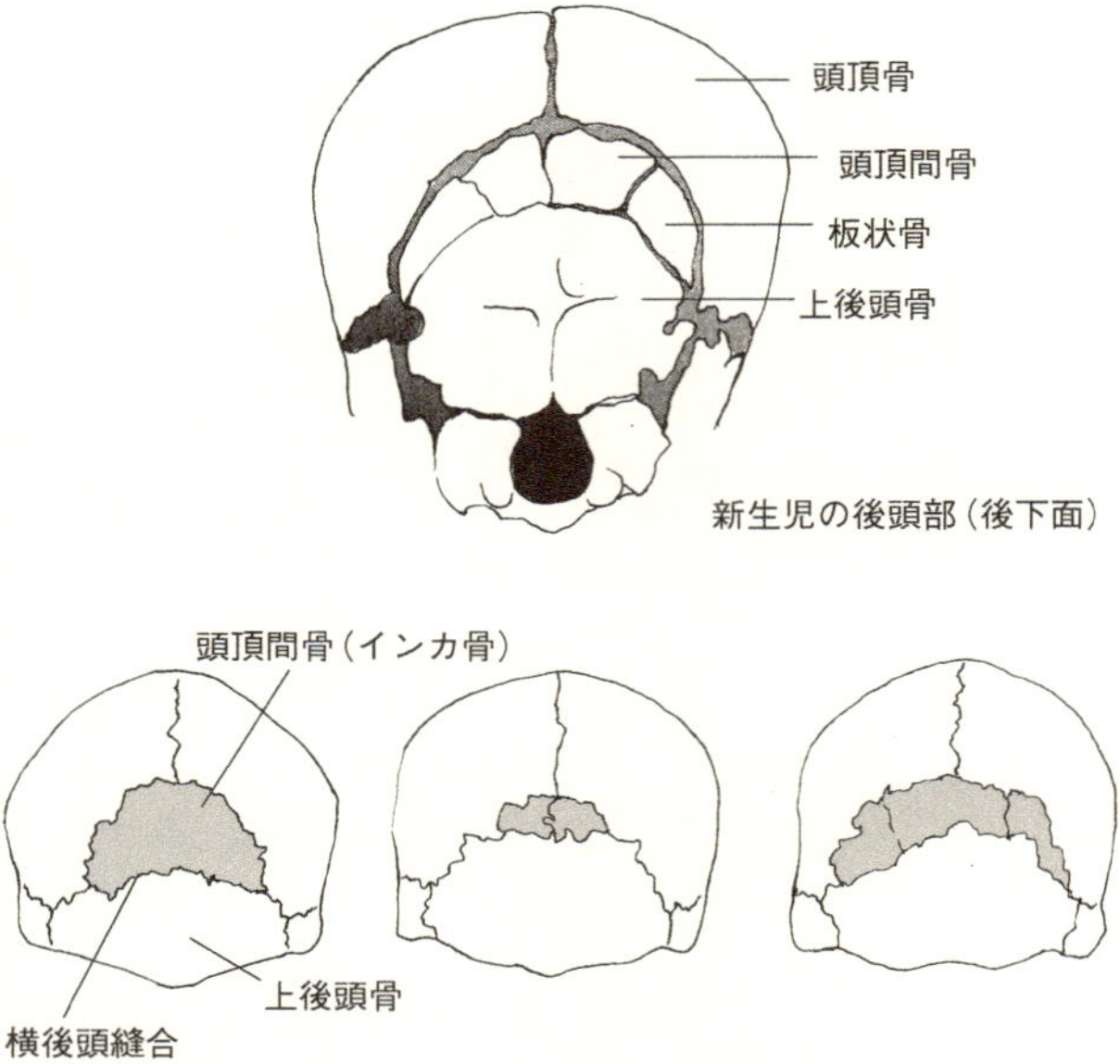

図７-11　後頭部の骨と各種のインカ骨

のだ。

ゴリラのように矢状稜も項稜もよく発達すると、頭骨の後上方では稜がT字形にまじわることになり、その交点が外後頭隆起となる。項稜がつきだすほど筋のつく位置が頭と頚の関節から離れるので、テコの原理で大きな顔面部とつりあいがとりやすくなる。

さて、ヒト科が直立姿勢をとるようになると項筋の負担は軽くなった。咀嚼器官全体の退化で口のまわりは短くなり、脳は拡大して、頚と頭が関節する位置は前に移って頭の重心に近づいた。こうした相乗効果によって項筋は著しく退化し、後頭部の項平面は縮小した。

アウストラロピテクスでは項稜の位置が下がる。エレクトゥス原人ではまだ項稜の横へのはりだしがみられるが、現生のヒトになると項平面が狭まり、頭蓋の最大幅が高い位置にくる。ゴリラとオランウータンのオスでは矢状稜、項稜とも著しいが、メスやチンパンジーではさほどめだたない。ヒトの外後頭隆起も眉弓と同じように男ではっきりしているが、女ではめだたない。

外後頭隆起のある後頭骨はヒトでは底部、左右の外側《がいそく》部、後頭鱗《こうとうりん》の四部からなる。これらは哺乳類ではもともと別の骨で、それぞれ底後頭骨《ていこうとうこつ》、外後頭《がいこうとう》骨、上後頭《じょうこうとう》骨という。ただし後頭鱗の下半部は軟骨性骨の上後頭骨だが、上半部は皮骨性の頭頂間骨からなる。頭頂間骨は哺乳類で初めて現れるが、高等な種類ではあきらかに退化しており、出現頻度や形など変異が大きい。

後頭鱗の上下のあいだの縫合を横後頭《おうこうとう》縫合という。ふつう胎生期のごく初期に現れ、早くに閉じる。ときにこの縫合が閉じそこなうと、頭頂骨と後頭骨のあいだに過剰な皮骨（頭頂間骨）ができる（図7-11）。三角骨、横骨、ゲーテ骨といった別名があるが、もっともよく知られているのがインカ骨である。これはヨーロッパ人では一～二％なのに、古代ペルー人の頭蓋に五～六％の頻度でみられるからである。それにしてもインカ骨とはいかにも「遺跡」にふさわしい名前ではないか。

第８章

男と女のはざま

誕生前から

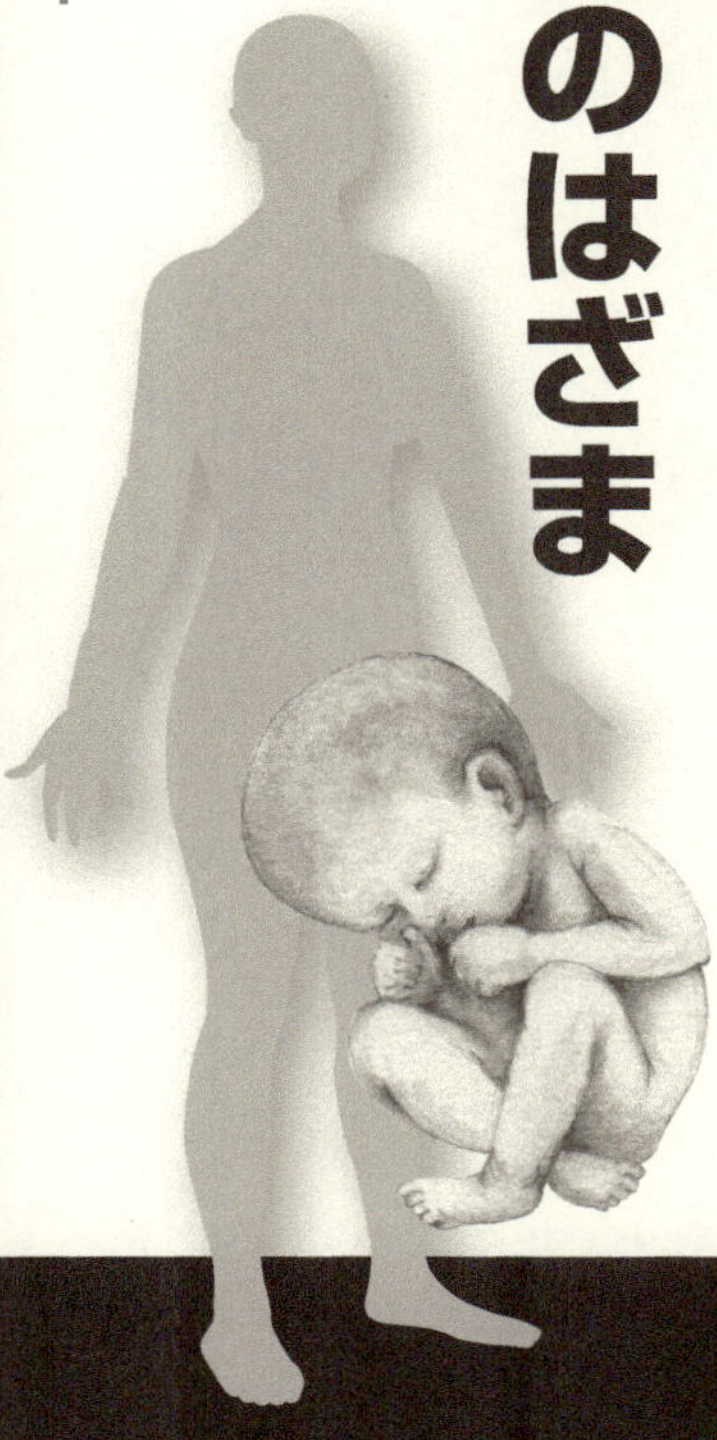

8-1　男の乳首

三二歳の男が妻を亡くして乳飲み子がのこされた。育て方がわからない彼は、やけになって赤ん坊を自分の胸におしつけていた。するとしだいに胸がふくらんできて、ついには子を育てるのに十分な乳が出たという。動物の例では、オスのヤギや去勢ヒツジから乳が出たという報告がある。しかもこれを化学分析したところ、母乳よりもカゼインというチーズタンパク質に富んでいたそうだ。

乳腺はもともと腺組織なので、男でもときには生後まもなくか思春期に、多少ともふくらんだ胸から乳を出すことがある。このような乳を「魔女の乳」という。

これらはあくまでも例外だが、恒常的にオスが授乳する動物がいる。あるオオコウモリのオスの乳頭は大きく発達している、という興味深い報告がある。多くのコウモリは一度に二匹の子を産むが、母親に二匹以上の子がしがみついていることはない。そこで、オスの乳頭が大きく発達して、メスにかわって一匹の世話をすると信じられているという。

発生の道筋からみると「魔女の乳」も不思議ではない。70ページ「副乳は先祖返り」でみてきたように胎生期には男女とも乳線にそって原基がならぶ。その後ヒトでは胸の一対がのこり、さらに思春期になると女子だけがホルモンの作用で肥大化する。男子では胎生期のままのこり痕跡器官となるが、なにかの都合で機能することは十分に考えられるのである。

外性器にしても同じことだ。性成熟に達したあとの生殖器は雌雄で著しく異なるが、もとは一つの原基から分化する。最初からオスとメスの形を別々に設計するよりも、はじめに共通の形をつくっておき、あとで手直しするほうが、どちらをつくるにも都合がよいにちがいない。

生殖生理を専門としている獣医さん方といっしょに、メスのアジアゾウの解剖に立ち会ったことがある。はじめ膣だと思って細長い器官を調べていた人が、中がつまっていて肉のようだという。ひょっとしたら海綿体ではないのか？　そのうち、この棒状器官の後に管状の膣があることがたしかめられ、しかも棒のつけ根は二叉にわかれているという。これでまちがいない。ゾウの陰核である。それにしても長さ五〇㎝以上、太さも一〇㎝近くあり、オスの陰茎を思わせる大きさである。「なんでこんなに大きいんですか」と誰かが発した疑問ももっともである。

オスの陰茎とメスの陰核は生殖結節という共通の原基からできる。いずれも左右の恥骨からおこる海綿体が正中であわさって本体となる。ヒトでは恥骨から外性器のある皮膚までいくらも離れていないので、陰核はさほど成長しなくても先端が体表に届く。

しかしゾウではオスもメスも、恥骨から腹の皮膚が大きくたれさがっている。オスではこのあいだに長い陰茎が格納されていて、排尿や交尾のときだけニューッとのびだしてくる。メスの陰核ではのびだしこそないものの、先端が体表に届くにはかなりの長さがいる。そこで共通の原基から大きくしてあり、そのなりゆきで陰核も大きいのだろう。

もっとも私たちヒトは、自分たちを基準にして大きさを判断しているにすぎない。サルやハイエナの仲間にも陰茎なみの陰核をもつものがいるように、性差の程度は種によってまちまちで絶対的な基準はない。このゾウさんがしゃべれたら、きっと「べつに大きくはないわ。あなたこそ小さすぎるんじゃないの?」といったかも……。

ようするに男の乳首も女の陰核も、一方の性で大人の器官をつくるために必要だった原基のなごりなのである。

8-2 男性の子宮

生殖器官は雌雄がセットになって用をなす。発生の初期には共通だった原基から大人では別々のはたらきをする器官ができてくる。そこで女性の膣にあたる部分の痕跡が男性の体にのこっていても不思議ではない。男性では膀胱《ぼうこう》の下に前立腺《ぜんりつせん》という精液をつくる器官がある。前立腺のなかの尿道の基部にそって埋もれているのが前立腺小室とよばれる部位で、男性子宮ともいう。

生殖器は男女とも性腺、生殖管、付属腺、交接器からなる。男の性腺は精巣で、生殖管は精管、付属腺には前立腺、精嚢《せいのう》、尿道球腺がある。交接器は陰茎である。女の性腺は卵巣で、生殖

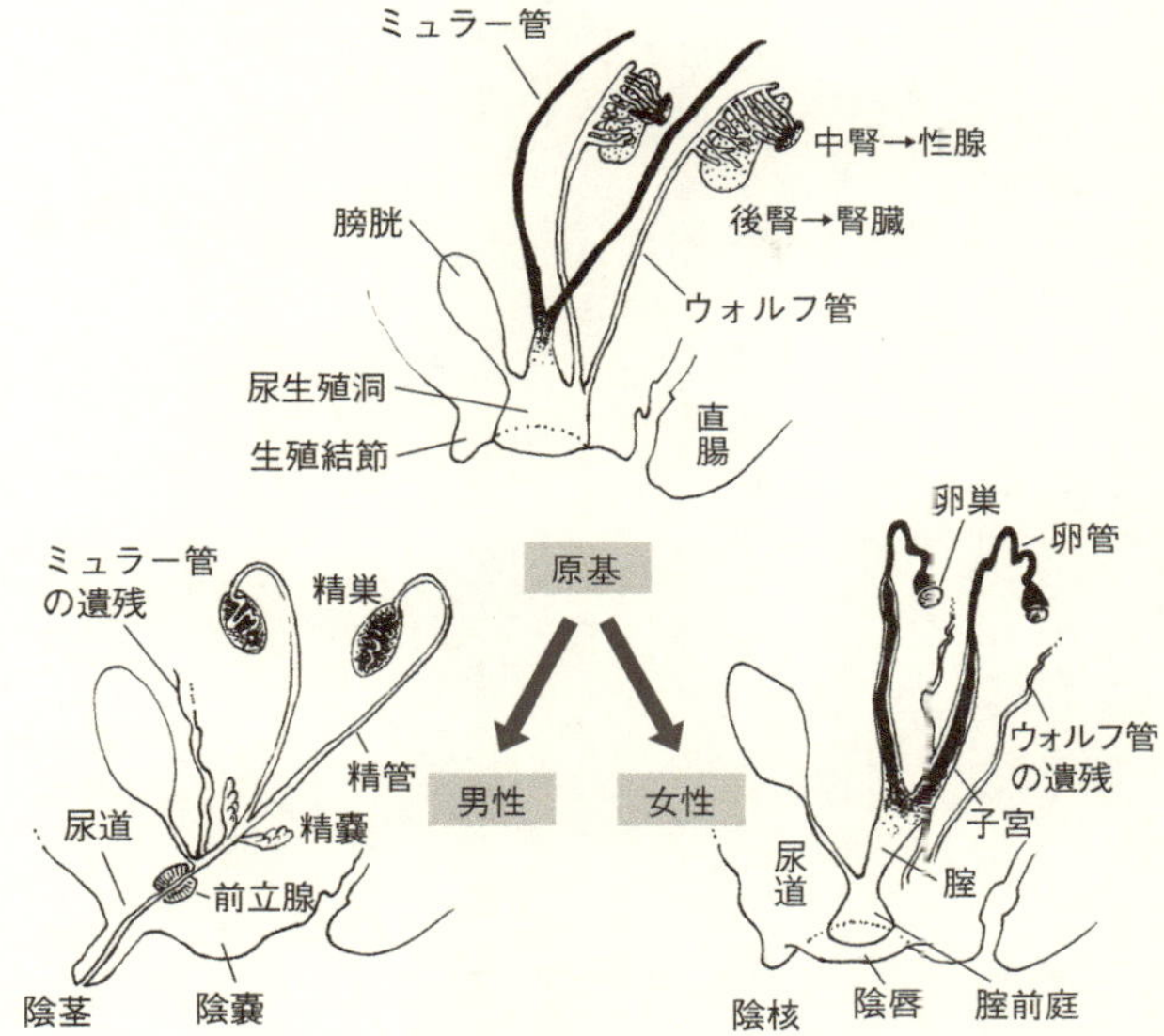

図8-1　男女の内性器の発生
2種類の生殖管のうち一方が発達することで男女にわかれる。

管には卵管から子宮、膣までがふくまれる。付属腺は大前庭腺で、交接器は膣がかねる。

性腺は中腎《ちゅうじん》という共通の原基から分化する。中腎は皮質と髄質からなる。受精時に決定された性にしたがい、男では髄質が拡大して精巣になり、女では皮質が拡大して卵巣になる。発生は玉突き式で、ひとたび精巣や卵巣ができると、つぎにはそこから性ホルモンが出て、生殖管や外性器の分化に働く。受精後七週には男女が識別できるようになる。

生殖管はもともとウォルフ管(中腎管)とミュラー管(中腎傍《ぼう》

管《かん》）という二つの管で、その片方が消えることで精管や卵管になる（前ページ図８－１）。ミュラー管の下端は尿《にょう》生殖洞《せいしょくどう》の背側でミュラー結節という隆起となる。

男性ではウォルフ管が生殖管となり精管や射精管になる。四人に一人はウォルフ管の上端のなごり（精巣上体垂《じょうたいすい》）がみられる。ミュラー管はほとんど退化するが、上端と下端が痕跡的にのこる。上端（精巣垂）は九〇％の人に存在すると報告されている。下端のミュラー結節は精丘という小さなヒダ状組織となり前立腺小室となる。前立腺小室の先が二分しているのはこれが癒合したミュラー管の痕跡だからである。

いっぽう女性ではミュラー管が生殖管となり、卵管、子宮、腟になる。ミュラー結節の位置は腟と腟前庭を部分的に区切っている処女膜にあたる。ウォルフ管の上端は卵巣上体や卵巣傍体となり、のこりはゆっくり退化していく。

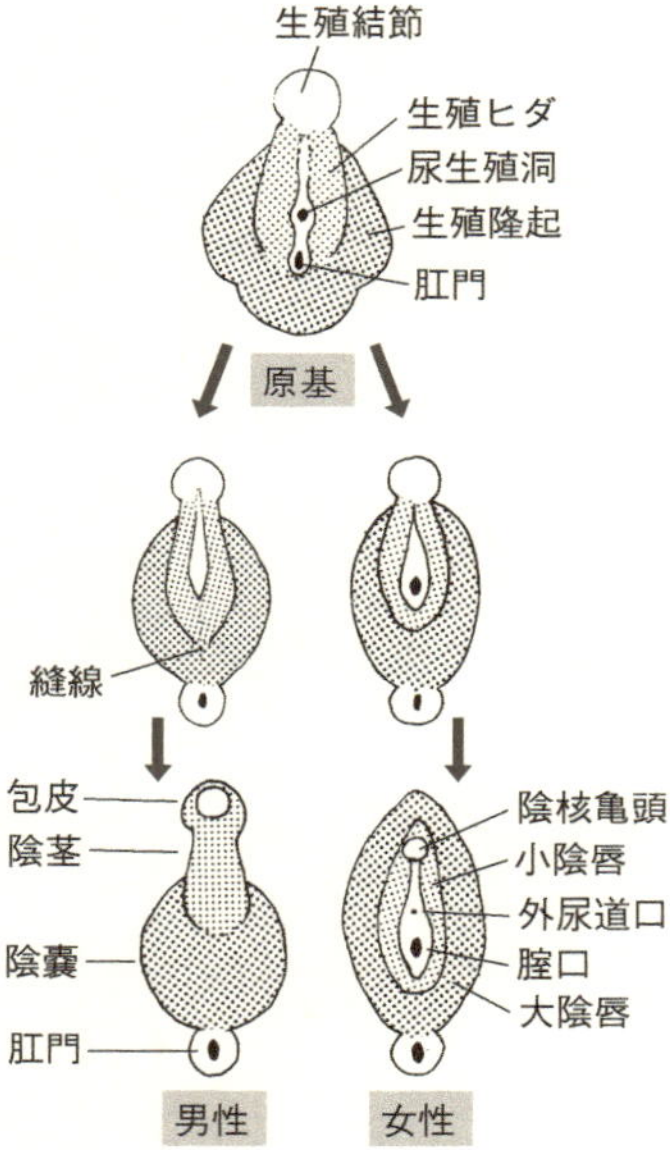

図８－２　男女の外性器の発生
共通原基から発生し、胎生７週齢までは区別できない。

原基	男	女
性腺 皮質 髄質 性細胞	精巣 退化 精細管・精巣網 精子	卵巣 卵胞 退化 卵子
中腎細管	精巣輸出管	退化 （卵巣上体・卵巣傍体）
ウォルフ管	精管・精巣上体垂	退化
ミュラー管	退化（精巣垂・男性子宮） 精丘	卵管・子宮・腟 処女膜
尿生殖洞	膀胱・上部尿道 下部尿道	膀胱・尿道 腟前庭
生殖結節 生殖ヒダ 生殖隆起	陰茎 陰茎包皮 陰嚢	陰核 小陰唇 大陰唇

表8-1　男女の生殖器官の対応

外性器も性腺と同じように共通の原基から分化する（図8-2）。胎生六～七週齢で総排泄腔のわきの生殖隆起と、前の正中にある小突起（生殖結節）ができる。約九週齢から女性では生殖結節から陰核、尿生殖洞の両側にある生殖ヒダからは小陰唇と前庭球《ぜんていきゅう》ができる。尿生殖洞は広がって腟前庭になり、さらにその外側の生殖隆起はふくれて大陰唇ができる。大陰唇の前部は正中で癒合して恥丘、いわゆるヴィーナスの丘となる。

男性では生殖結節が大いにのびて陰茎亀頭と陰茎海綿体となり、左右の生殖ヒダからできた尿道海綿体は正中で尿生殖裂を閉じて尿道の陰茎部をつくる。さらに左右の陰茎海綿体に合わさって陰茎体となる。左右の生殖隆起も正中で癒合して陰嚢《いんのう》ができる。陰嚢の正中にみられる縫線《ほうせん》は癒合した跡である。

たとえば思春期以降、陰嚢と大陰唇からは陰毛が生えるが、陰茎や小陰唇からは生えないといった対応関係がみられるのは、この原基の共通性によると考えられるのである（前ページ表8-1）。

8-3 曖昧な男女の境

哺乳類の性染色体はオスがXY、メスがXXである。そこで子供の性は卵子（性染色体X）が精子の性染色体Xをうけとるかyをうけとるかで、受精の瞬間に決まる。しかしこのとき、正常な卵子や精子のほかに、卵子の性染色体がXXやO、精子の性染色体がOやXY、YYとなることがある。

このような核型では、性腺からのホルモン分泌が多すぎたり少なすぎたりする。また正常に分泌されても、生殖管や外性器あるいは脳といった標的器官がそれを正しくうけとめられないこともある。生殖器官は共通原基から発生・分化し、何段階もの過程をへて成熟するために、そのどこかで異常をきたす可能性が高くなる。

XOは二五〇〇人に一人の割で生まれる。女性として生まれるが低身長、第二次性徴発現不全、性腺異常をおもな症状とする。XXXも女性だが幼児性を示し、ある程度の精神発育遅滞をともなう。受精能力があることもあり、その子供は正常だという。

XXYは男性の性腺発育不全の原因でもっとも多く、五〇〇人に一人にみられる。おもな症状は女性型乳房で、そのほかに小陰茎、精巣萎縮、無精子症などがある。ＸＹＹは男子九〇〇人に一人の割で生まれる。性的にはほぼ正常で、高身長を特徴とし、筋の発達が悪いことが多い。性腺が未分化で、精巣と卵巣の組織をともにもつのを真性半陰陽《はんいんよう》という。これに対して遺伝的な性がもう一方の性をともなうばあいを偽《ぎ》半陰陽という。

　精巣をもつ偽半陰陽は男性偽半陰陽という。外性器は思春期に男性的ないし間性的であれば男性となり、女性的で精巣の間細胞が卵胞ホルモンを出すと女性化がおこる。いっぽう卵巣や卵管が正常で、尿生殖洞や外性器にかぎって男性化がみられるのを女性偽半陰陽という。もっとも多いのは尿道口と膣口が共通で陰核が肥大する例である。胎児期に自分自身か母親から男性ホルモンを過剰に浴びることが原因とされる。

　これらの半陰陽では、染色体の数や核型は正常だが、Ｙ染色体上にあるＳＲＹ（Ｙ染色体性決定遺伝子領域）という性決定にかかわる遺伝子領域に異常がみられることがある。ＳＲＹは外性器の男性化にはたらくので、通常はＸＹ染色体で精巣をもつ個体が男の体になる。ところがＳＲＹが欠けるＹ染色体をもつ人は男性化しないため原基に近い女性型となる。反対に通常はＸＸ染色体で卵巣をもつ人は女の体になるが、このＸの上にＳＲＹがのっていると男の体になる。

　以上のように、生物学的にみた男と女のちがいは漸移的なもので、たとえば同じ原基からでき

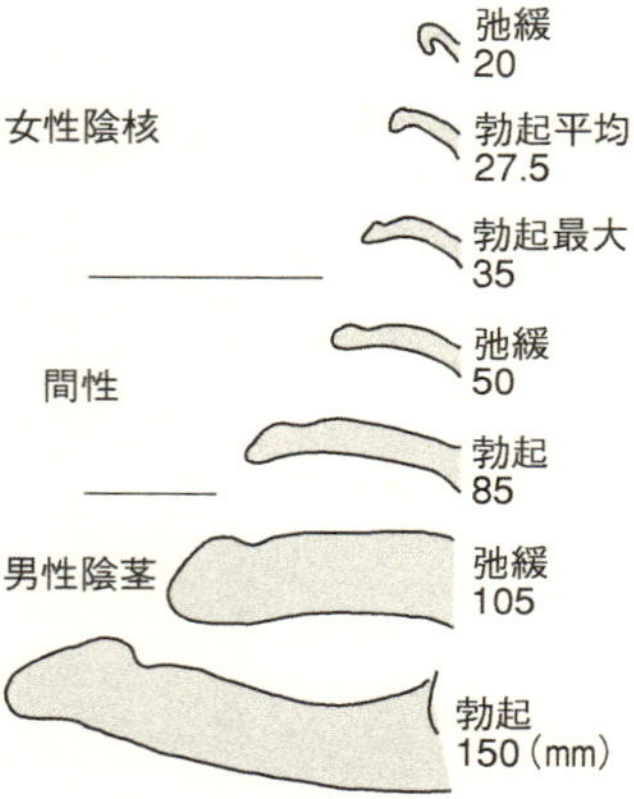

図8－3　性器の比較
同じ原基から発生する陰核と陰茎は、性染色体や性ホルモン分泌の程度によってさまざまになる。

る陰核と陰茎についても、その境界はあいまいである（図8-3）。半陰陽がやっかいなのは、生まれたときに外性器によって性を誤って判断され、思春期に性ホルモンが活性化して本来の性に気づくからである。

また近年では脳にも性差があることがはっきりしてきた。脳の成り立ちもほかの器官と同じく女性が原型で、男の子では誕生前後に大量の男性ホルモンを浴びることで男性脳ができる。女の子でも副腎から男性ホルモンが出すぎれば男っぽくなるし、男の子でもホルモンがたりないか、出たホルモンに脳が反応しなければ女っぽくなるという。

こうなると遺伝的な性と脳の性が一致しない性同一性障害がおこる。半陰陽とちがって性器は正常なので、自分の心と体の性が逆になる。ところが社会は男か女か二者択一を求めるので、これらの人はつらい立場におかれることになるのである。

8-4 精子の長い旅

鱈子《たらこ》、筋子、数の子、唐墨《からすみ》――いずれも魚の卵巣で、それぞれタラ、サケ、ニシン、ボラの子である。これらは細長い楕円体で体腔の両側にある。オスで白子とよばれる精巣も同じ場所にある。精巣は魚類から哺乳類へと進化するにつれてしだいに丸くまとまって体の後方に移り、ついには腹腔をとびだして陰嚢という風とおしのよい離れにひっこすものまで現れた（図8-4）。

哺乳類でも原始的な単孔類では精巣はまだ爬虫類なみに腹腔内にとどまるが、有袋類になると

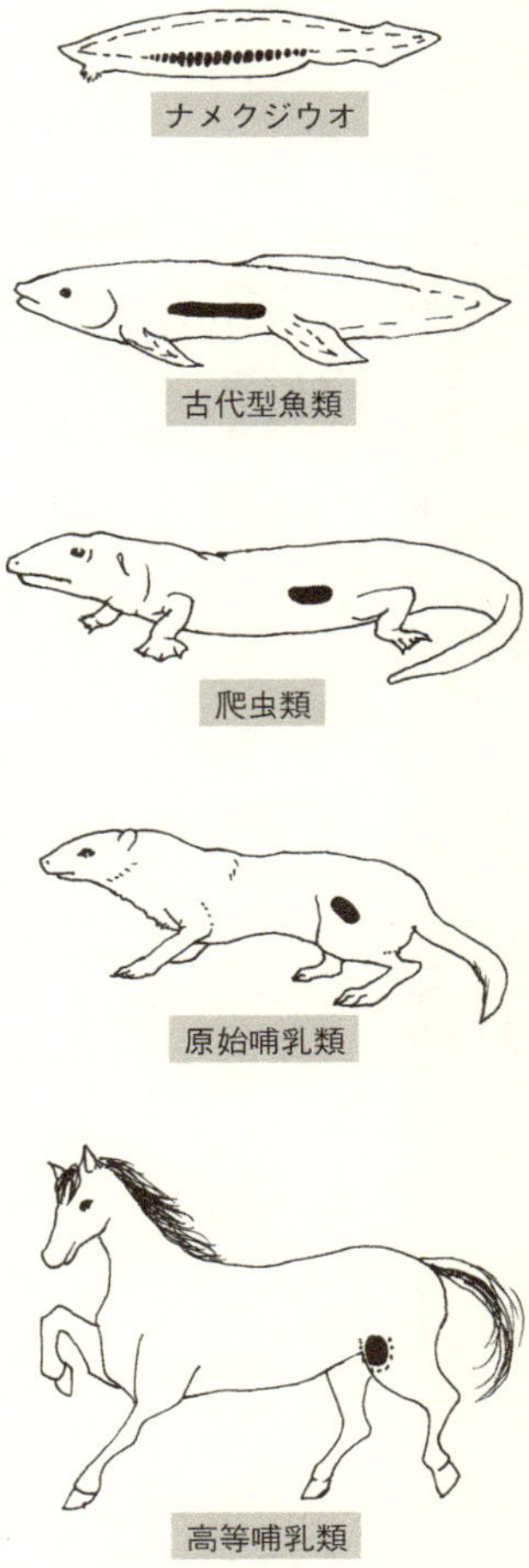

図8-4　精巣の位置

進化するにつれ次第にまとまり、後方に移ってくる。

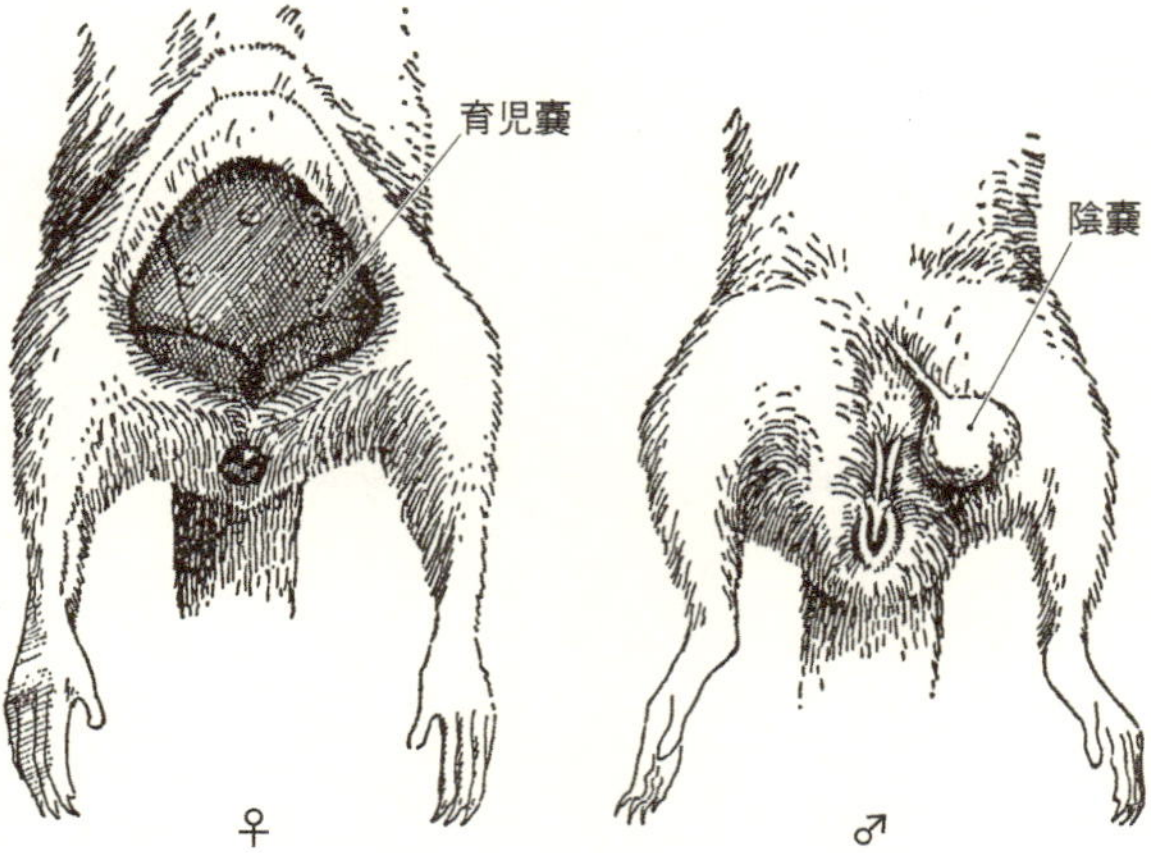

図8-5　有袋類（イタチオポッサム）の育児嚢と陰嚢

陰嚢に入る。たとえば動物園のカンガルーの中には、お腹の真ん中からニンニクのような形の袋を下げているのがいる。それがオスで、袋の中身は精巣である。ちなみに有袋類のメスではこの袋が反転して腹壁内に広がって育児嚢となる（図8-5）。

胎盤類の精巣は、腹腔にとどまるものからつねに陰嚢におさまるものまで、いくつかの段階にわけられる。腹腔にとどまるものには当然、陰嚢はない。精巣のないオスの動物はいないが、陰嚢のない動物はいるので、精巣と陰嚢という用語はきちんとつかいわけなくてはいけない。

胎盤類で精巣が発生の原位置にとどまるのは原始的な食虫類やイワダヌキである。ゾウ、海牛類、アリクイ、ナマケモノでは原位置からや

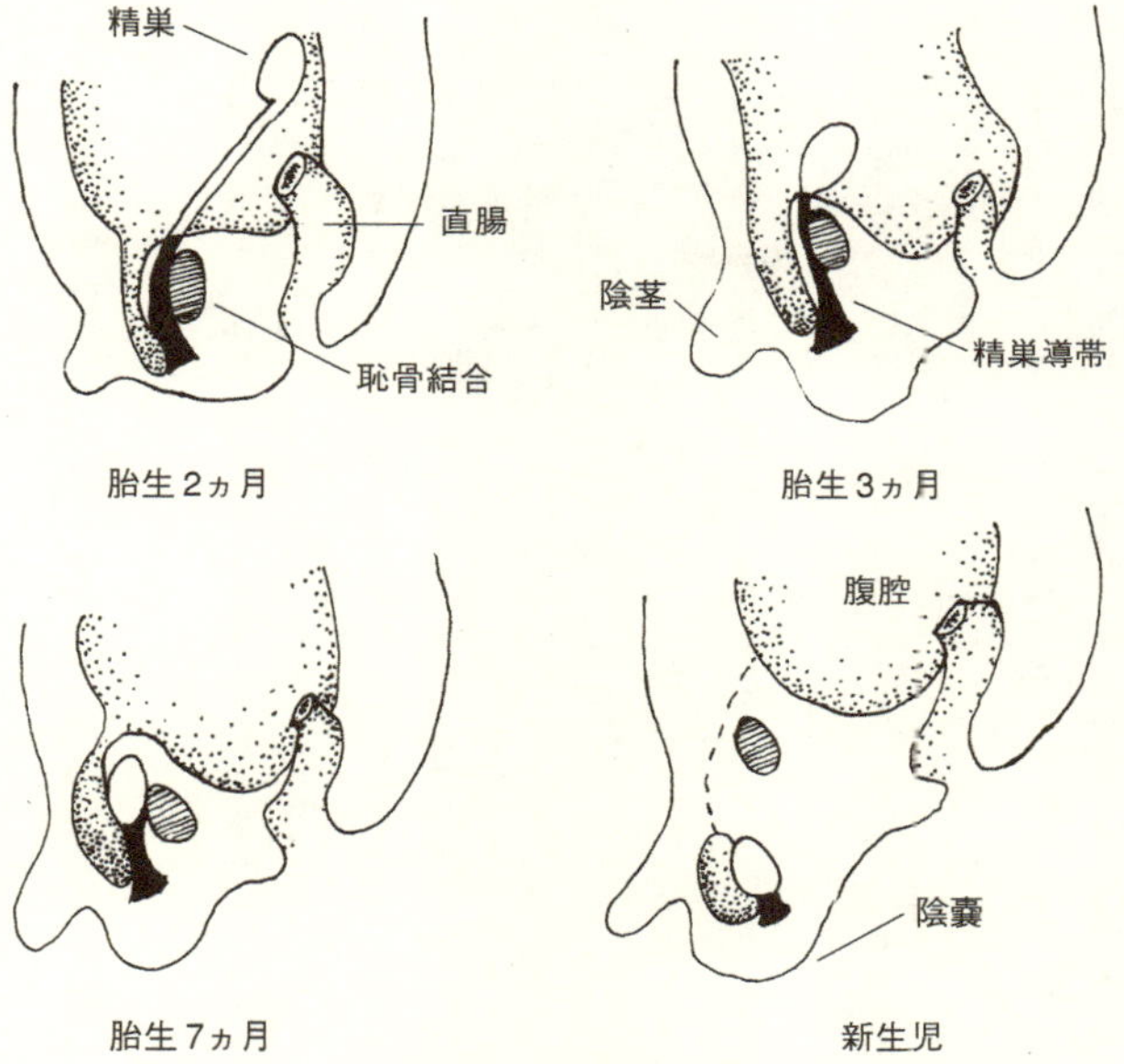

図８－６　精巣下降
はじめは腎臓より上にできるが、発生が進むにつれてさがり、胎生８ヵ月までに陰嚢の中におさまる。

や移動するが、やはり腹腔位にあり、陰嚢がない。クジラやアルマジロでは前腹壁までおりてくる。同じ水生獣でもアシカやアザラシなどの鰭脚類、それにサイやバクでは、つねに股のつけ根（鼡径《そけい》）にある。ネズミなど齧歯類の精巣は、繁殖期には陰嚢におりてくるが、それ以外のときには鼡径部にもどる。ウマと、ウシなどの反芻類、イヌやネコの食肉類、霊長類ではつねに陰嚢に入っている。

　性腺は中腎から発生するので、ヒトの胎児でも初期には後腎《こうじん》から発生する腎臓よりも高い位置にある。発生が進むにつれて腎臓はあがるのに対して精巣はどんどんさがる。この現象を精巣下降という（図8-6）。精巣下降は個体発生が系統発生を短時間で繰り返す「反復説」の好例である。

精巣は腹腔の下端までおりてきてゆきどまりになると、腹壁の筋をつらぬいて皮下に出てくる。この場所は、かのビートたけしのギャグ「コマネチ！」で注目された鼡径《そけい》である。精巣は鼡径靱帯の上にあるトンネル（鼡径管）をくぐって胎生八ヵ月までに陰囊におりてくる。

ちなみに腹と下肢の境目がここ（鼡径溝）である。鼡径とは「ネズミの通り道」の意味で、精巣をネズミにたとえ、それがおりていく道にちなんでいる。鼡径管には女性では子宮を支えるヒモ（子宮円索）がとおる。男性では精管に血管、神経がまとわりついた精索がとおるので管が太い。そこでときにはこの穴から腸がぬけだしてしまう。これが鼡径ヘルニア、いわゆる脱腸で、ヒトは直立したために内臓の目方がすべて下にかかるのが原因である。

さて先にみたように、単孔類の陰茎は総排泄腔の中にある。有袋類では肛門とは分離するものの、体表ではすぐ隣にある。胎盤類になると、元は恥骨の内面にできた陰茎が後縁から腹側の外面へと反転してきて、肛門との間（会陰《えいん》）がしだいに広がってくる。

樹上性の霊長類と飛行性のコウモリでは陰茎が腹壁からたれさがっている。多くの有蹄類や食肉類など地上性哺乳類では陰茎体が腹壁と平行に走る。雄牛の腹から毛の房がたれさがるのがみえるが、そこが陰茎の先端部にあたる。

　こうして単孔類では腹腔内で精巣から後に走り、陰茎の基部で尿道に合流していた精路は、有袋類、胎盤類と進化するにつれて、恥骨のまわりを一周以上ぐるりと迂回することになった（前

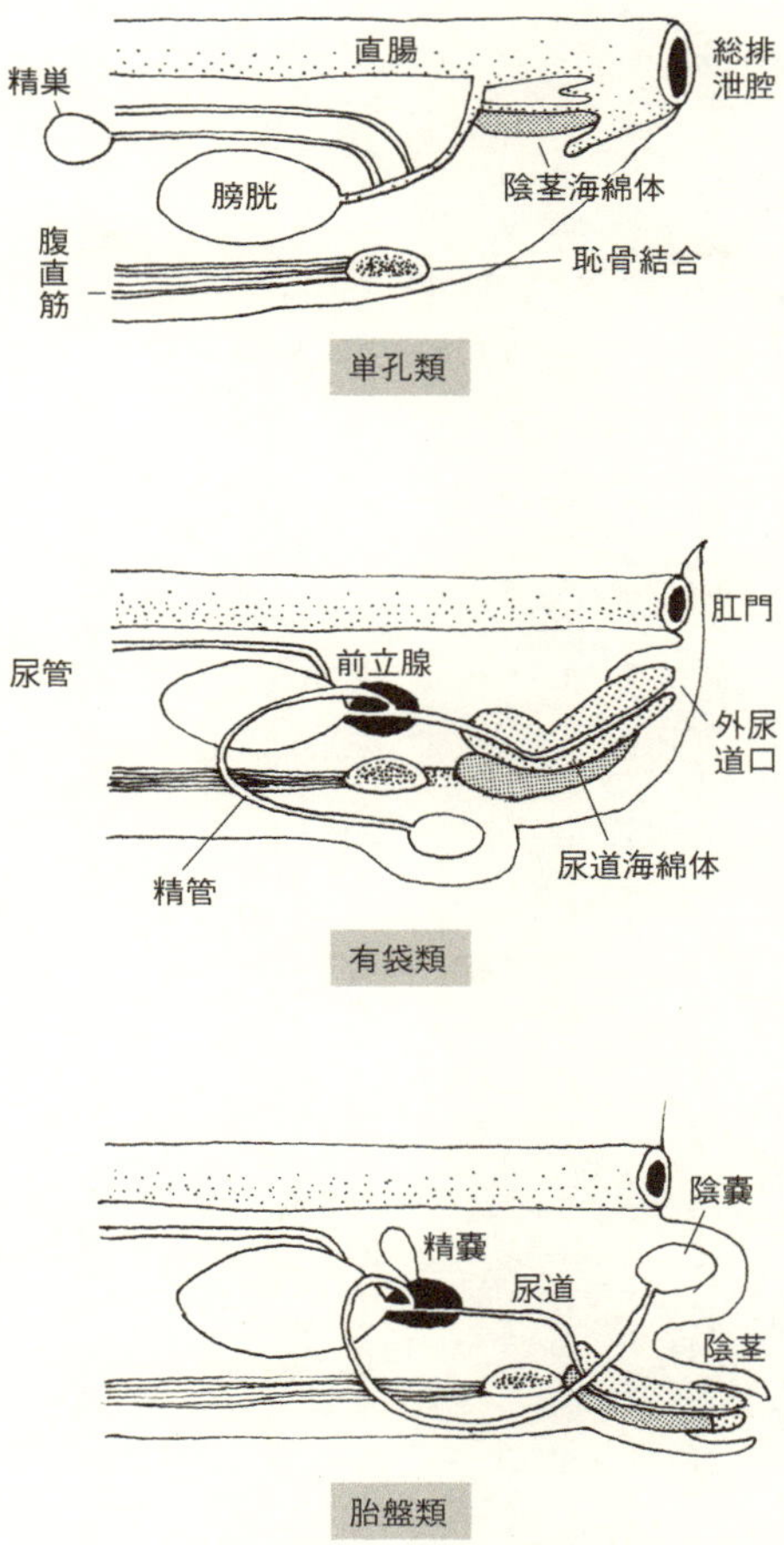

図8-7　雄性器の比較（断面模式図）
進化するにつれて精巣は腹腔から陰嚢に転位する。陰茎は総排泄腔から出て肛門を離れ、反転して陰嚢よりも前に出る。

ページ図8-7)。精子はどうしてこんな長旅をするのだろう。

精巣下降の説明として精子形成の適温のためというのがある。発生過程で精巣が陰嚢までおりきらずに途中に留まるのを停留睾丸《ていりゅうこうがん》とか潜伏精巣《せんぷくせいそう》という。このばあい、体温という高温のために精子ができない。陰嚢の皮膚にはシワがあって表面を自在に伸縮できる。温度が高すぎるときには目いっぱいのばして精巣を胴から遠ざけ、寒すぎるときには収縮して熱がにげるのを防ぐ。つまり陰嚢は、単なる精巣を入れる袋ではなく、精子形成の適温を調節するサーモスタットつきエレベーターでもあるのだ。

では陰嚢のない動物ではどうなるのだろう。この点を動物の循環器が専門のアメリカのロンメル博士に尋ねてみたことがある。博士はまってましたとばかり目を輝かせて説明してくれた。ゾウの肛門から腕をつっこむと精巣だけがまわりよりもヒンヤリ感じたそうである。ゾウの横隔膜は大きく傾き、背中側では精巣のすぐそばまできているからだ。つまり肺の空気による空冷式である。いっぽう鰭脚類では尾鰭《おびれ》として使う脚からもどる静脈が精巣にからみついている。つまり周囲の水に冷やされた静脈血による水冷式である。

こうしてみると、高等な哺乳類ではたしかに精子形成の温度調節が必要らしい。だが、こうした機構をもたない原始的哺乳類や、平熱が哺乳類よりも高い鳥類ではどうなのか。――謎は深まるばかりである。

8-5　失われた発情サイン

ほとんどの動物は性成熟に達すると周期的に生殖活動が活発になる。これを繁殖期とか交尾期とよぶ。哺乳類のメスは繁殖期のあいだに性的なピーク（発情）が一回か周期的に数回おきる。

高等哺乳類の子宮壁は妊娠期間をのぞいてあきらかな周期的変動をみせる。メスの発情は受精のための卵を準備し、受精卵が着床するための子宮壁を用意する。受精しなければ受精卵を着床させるための子宮内膜は不要となり、その崩壊と脱落とともに一定量の出血がおき、ついで内膜の修復がおこる。これを月経という。

下等霊長類の繁殖はふつうは一定の季節にかぎられる。ただし真猿類のメスはわずかの例外はあるが、ほぼ月に一回の性周期があるため一年中いつでも繁殖できる。ヒトの女性の性周期は思春期から四五～五〇歳の閉経期までつづき、そのあいだはずっと四週間ごとに規則的に生じる。

多くの霊長類で出血はわずかだがヒトだけは毎月大量に出血する。この出血量は子宮内膜が胎児の着床や栄養のためにあらかじめ変化する程度に関連する。ヒトでは子宮内膜が黄体ホルモンに早く反応するため出血量が多い。これは胎児が母体からの栄養をほしがりだすのが早いことを示している。

多くの霊長類のメスでは、発情すると尻の性皮《せいひ》という部分がふくれあがり、鮮紅色になる（図

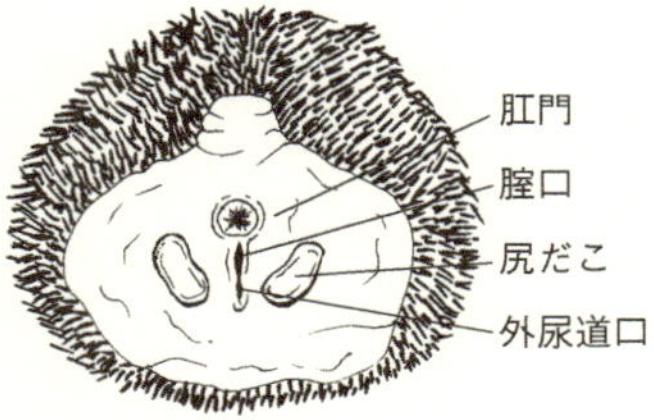

図8-8　サルの性皮
メスの性器や肛門周囲の無毛部（性皮）は発情期に肥厚し、発赤する。

8-8）。性皮のこうした変化はあきらかにオスに対する視覚的な性刺激としてはたらき、これによって排卵時に確実に交尾できることになる。

新世界猿では性皮はキヌザルにしかみられない。旧世界猿では性皮の肥大は変異が大きく、ヒヒ類など種によっては奇怪なほど著しくなる。類人猿でもチンパンジーの性皮は著しく肥厚するが、そのほかの属では陰門がかすかに肥厚する程度である。

発情期はヒト以外のすべての哺乳類にみられるので、発情現象そのものがないのはヒトの特徴といえる。現生のヒトでは排卵時にごくわずかに体温が上がるだけで、性皮の信号もなければはっきりした発情の証拠もない。女性の性反応のピークは排卵時ではなく月経直前なので、現在ではヒトの発情は認識できないことになる。また、このことは交尾行動が繁殖活動以外につかわれることを示していて、ボノボにもみられる現象である。

発情期の消失はふだんの社会行動をさまたげる性的な熱狂の期間がないため、人類進化における最高に重要な発展だとされる。発情期がないことで子育て期間が延長でき、性的環境がおだやかになって雌雄関係がわりと永続的になったのである。いったい発情期、そしてその象徴の性皮がなくなったのは、いつ頃のことだったのだろう。

人類は直立二足歩行するため、かつてメスがオスに示していた性皮という視覚刺激は股間に隠れてみえなくなり、失われた。後からみえる性皮に代わって前からみえる顔、唇、乳輪のある丸い乳房がその代替物だという見方もある。直立したことが発情期の消失に直結したのなら、ずいぶん古い昔のことになる。

食と性は関連しているので、家畜化は繁殖の周期性に変化をきたすことが多い。野生生物の多くはとらわれるとまったく交尾をしなくなる。ところが、餌（食事）の心配をしなくてすむようになった家畜は事実上いつでも発情する。ヒトは自己家畜化動物だとよくいわれるが、食事の心配がなくなったのは農業がはじまった完新世（現世）以降で、人類進化でもわりと最近のことである。狩猟採集にあけくれる部族ではいまでも春にしか出産しないという。

文明国の中でも古代ローマの農神祭という年祭にはおおっぴらな性行動が許されていた。動物行動学者はこれらをかつてのヒトの原始的な発情期の証拠とみている。そういえば露出過剰ぎみなブラジル、リオのカーニバルも年に一度のお祭だし、日本でも御神体と称する巨大な一物を引き回したり、振り回して踊ったりする年に一度の奇祭が各地にのこっている。これらの奇習も祭を発情期の「生きている化石」とみれば納得がいく。

終章――まとめにかえて

この本では、ヒトの体にみられる退化器官や痕跡器官を、それが遠い先祖に初めて現れたときではなく、退化して現在の状態に近くなった順にならべてみた（表9-1）。

こうしてみると、人体が進化の産物であり、同時に退化遺物の塊でもあることに改めて気づかされる。骨だけをみても、新旧さまざまな時代に生まれ、消え、形や機能を変えていった様子がモザイクのようにくみこまれている（190ページ図9-1）。

「ヒトはサルから進化した」といわれるが、ヒトのほうがすべてサルより「進んでいる」とはかぎらない。むしろ、ほとんどの器官はサルと同じであり、中には采状ヒダや尾椎数、第三転子のように類人猿のほうが退化している、つまり「進んでいる」部分すらある。

退化器官や痕跡器官といってもさまざまなものがふくまれる。長掌筋や腓骨は両生類時代からあり、現在のヒトにとってはなくても困らないのに残っているおかげで自家移植に利用できる。器官によっては哺乳類あるいは霊長類のあいだに少しずつ退化が進んで、ついにヒトにいたって消失した触毛や歯隙、陰茎骨のようなものもある。眉弓や外後頭隆起は男にしかみられない。男の乳首や男性子宮は胎児のときに女性の器官をつくるのに必要な材料のなごりである。胎生循環という胎児のときだけに利用される血管も大人になると索状の痕跡となる。

年前	段階	骨・筋	歯・内臓	心臓・血管	神経・感覚器
4億	魚類	メッケル軟骨 舌顎軟骨	垂直交換		
	両生類			鰓弓動脈 心耳	耳の穴
3億	爬虫類				
2億	哺乳類	腓骨	二生歯性	坐骨動脈 浅上腕動脈	頭頂眼
1億	獣類	烏口突起	精巣下降		
6000万	霊長類	茎状舌骨 前頭縫合	副乳 子宮		鋤鼻器 鼻甲介
3000万	真猿類	体幹皮筋	胎盤		瞬膜 触毛
	類人猿	尻尾 第三転子 中心骨 長掌筋	横口蓋ヒダ 采状ヒダ 盲腸	正中仙骨動脈	脊髄終糸 耳介筋 耳介結節
700万	人類	腹直筋 錐体筋 切歯骨	陰茎骨		月状溝 性皮 毛
250万	ヒト属	足の指 猿棚 下位肋骨 胸郭	犬歯 歯列 親知らず		
25万	ヒト	眉弓 外後頭隆起 インカ骨			

表9-1　人体の退化器官一覧表（太字は本文を参照）

同じ種の中の差異を個体変異という。退化器官には変異が多いが、このことはいままさに退化中であり、私たちの体がいまもなお進化中であることを教えてくれる。

狭義の変異のうち大多数が同じ型で、数%がそれとは異なるばあい、この少数例を破《は》格《かく》という。中隔子宮、筋性腋窩弓、インカ骨、ゴリラ肋、中心骨などがこれにあたる。破格の出現頻度を人種間でくらべることで両者の親疎関係がわかる。器官によっては破格の出現頻度に性差がみられ

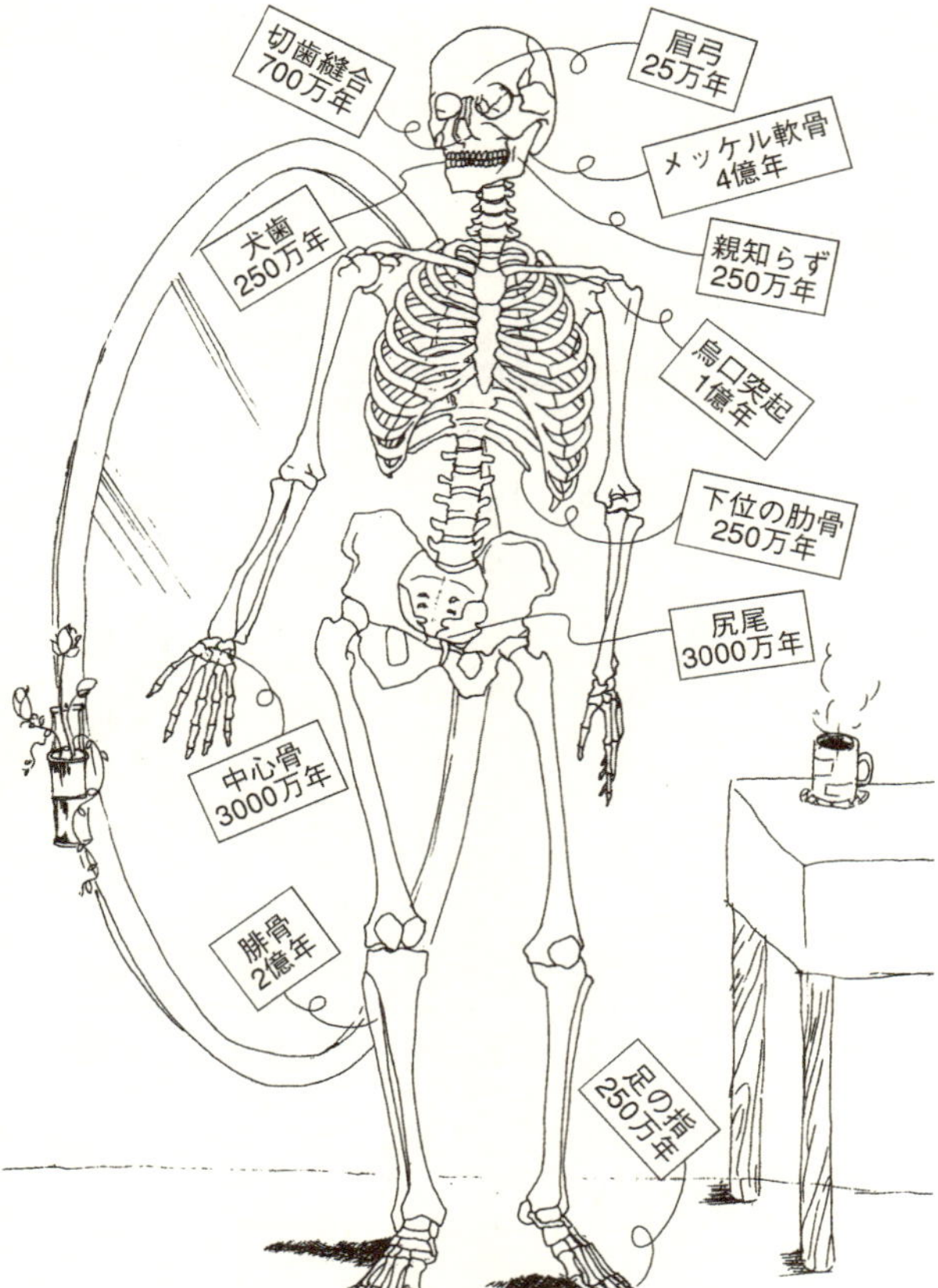

図9－1　現代人の骨格
年代の異なる退化遺物、進化の産物のあつまり。

ることもある。さらに、こうした破格のうち生活に支障があるものを奇形という。心臓の奇形は進化の証拠として貴重だが、重度のものでは命にかかわる。生殖器の奇形は不妊の原因になることがある。

破格という特異例はだれでも体のどこかに隠れているものだが、本人はその存在すら気づかず、死後に丹念に解剖してはじめてみつかるものが多い。しかし中には体表からでもわかるものもある。長掌筋の腱がない人は日本人では三％しかいない進化型であり、前頭縫合がのこっていれば六％ほどの原始型で原始哺乳類段階にあたる。だが仮に自分の身体に進化型があるからとか原始型がみつかったからといって一喜一憂するにはおよばない。

筆者自身についてみると、歯ではいまだに親知らずは一本も生えず、また生まれつき右下の中切歯がない。歯は退化傾向にあるので少ないほど進化的である。筆者ではつごう五本の歯が欠けるので、元東京医科歯科大学の桐野忠大教授によると「未来人型」にあたる。

しかし同じ体の中には原始形質ものこっている。まず左右の耳をうごかせる。これは旧世界猿までの特徴である。また、左腕の浅指屈筋の腱に過剰筋腹がある。これは中指をまげのばしすると子ネズミのようなふくらみが腕の皮下を上下するのでそれとわかる。指を曲げる筋は爬虫類では手のひらまで筋腹があり、哺乳類になってそれが肘のほうに後退し、それだけ腱の部分がのびたものである。過剰筋腹はいわば消えのこりであり、トカゲのなごりにほかならない。

このように誰の体にも古いものと新しいものが混在している。同時代を生きる現代人とはいっても、原始型を多く保っている人もいれば、進化の先をいっている人もいる。全体としてみるとかなり前の過去から少し未来への時間の幅をもって退化し、進化しているといえる。このような変異の広がりこそ生物の真骨頂で、いろいろなタイプがいるからこそ環境の変化に対して速やかに適応できるのである。

体の隅々まで調べればそれこそ種々雑多の変異のくみあわせがあり、同じ組合せの人は二人としていないにちがいない。一人ひとりの命が尊ばれるゆえんである。

あとがき

どんな生物も地球の歴史のある年代に生まれ、栄え、衰え、そしてやがて滅びていく。ある時点をとってみれば生まれたて、繁栄中、衰退途上のものがいりまじっている。たとえば中生代のジュラ紀と白亜紀は恐竜時代といわれるほど恐竜が栄えていたが、同時にこの年代には古生代に栄えた三葉虫はすでになく、三畳紀の哺乳類型爬虫類は衰え、哺乳類は誕生したばかりだった。このように事物を発展段階の異なるものの混在とみるのが歴史的なものの見方である。

この見方で人体をみたらどうなるだろう。体は諸器官の集合体だから、器官の栄枯盛衰からヒトの進化をながめる、いわば「退化の進化学」ができるかもしれない。さしずめ衰退途上にあるのが退化器官で、消滅寸前なのが痕跡器官となろう。——こんなことが気になって二〇年ほど前から比較解剖学や形質人類学、人間生物学の資料を集めてきた。

幸い二〇〇五年初春、東京新聞日曜版に『ヒトに残る進化の足跡』と題して図解記事を掲載していただく機会があった。本書の執筆はこの記事が契機となっているが、でき上がるまでにはじつに多くの方々、諸機関にお世話になった。

大森昌衛先生には東京新聞にご紹介いただき、東京新聞の小寺勝美氏には記事の作成でご尽力いただいた。足寄動物化石博物館友の会「デスモクラブ」の「忘年夜話」参加者の皆さんにはいくつかの器官にまつわる討論に加わっていただいた。浅野千絵、新井喜源、河野朝城、澤村寛、寺田正義、中嶋信、藤田祐樹、三由照子の諸氏、足寄動物化石博物館、井の頭動物園、上野動物園、神奈川県立生命の星・地球博物館、多摩動物園、戸隠地質化石館、横浜市野毛山動物園、ライデン国立自然史博物館には貴重な資料提供、標本作成などでご協力いただいた。

東京芸術大学（当時）の今村朋子さんにはこみいった解剖図を描いていただいた。

講談社のブルーバックス出版部には本書を出版するうえでお骨折りいただいた。

以上の方々に心からお礼申し上げるしだいである。

Macmillan, New York, 587p.
・Weber, M. (1927) *Die Säugetiere. Bd.1, Anatomischer Teil.* Verlag von Gustav Fischer, Jena, 444p.
・Weichert, C. K. (1970) *Anatomy of the chordates. 4th ed.* McGraw-Hill, New York, 814p.
・Wiedersheim, R. (1895) *The structure of man. An index to his past history.* Macmillan, London, 227p.
・Wiedersheim, R. (1902) *Der Bau des Menschen als Zeugnis für seine Vergangenheit.* Verlag der H. Laupp'schen Buchhandlung, Tübingen, 243p.
・Wiedersheim, R. (1907) *Comparative anatomy of vertebrates. 3rd ed.* Macmillan, London, 576p.
・Williams, P. L. and Wendell-Smith, C. P. 平光厲司 訳 (1979) *目でみる基本人体発生学*. 廣川書店，東京，162p.
・Wood Jones, F. (1929) *Man's place among the mammals.* Edward Arnold & Co., London, 372p.
・Yapp, W. B. (1965) *Vertebrates: Their structure and life.* Oxford University Press, New York, 525p.
・Young, J. Z. (1975) *The life of mammals: their anatomy and physiology. 2nd ed.* Clarendon Press, Oxford, 528p.

・大泰司紀之（1998）*哺乳類の生物学２　形態*．東京大学出版会，東京，163p.
・Osman Hill, W. C.（1972）*Evolutionary biology of the primates*. Academic Press, London, 233p.
・Portman, A. 島崎三郎 訳（1979）*脊椎動物比較形態学*．岩波書店，東京，344p.
・Romer, A. S. and Parsons, T. S. 平光厲司 訳（1983）*脊椎動物のからだ〈その比較解剖学〉第５版*．法政大学出版局，東京，617p.
・佐藤達夫・秋田恵一（2000）*日本人のからだ―解剖学的変異の考察―*．東京大学出版会，東京，893p.
・Scheffer, V. B.（1958）*Seals, sea lions and walruses: A review of the Pinnipedia*. Stanford Univ. Press, Stanford, 179p.
・Simons, E. L.（1972）*Primate evolution: An introduction to man's place in nature*. Macmillan, New York, 322p.
・Skinner, B. J. ed.（1981）*Climate past and present*. William Kaufmann, Inc., Los Altos, 135p.
・Smith, H. M.（1960）*Evolution of chordate structure: An introduction to comparative anatomy*. Holt, Rinehart and Winston, Inc., New York, 529p.
・Smith, H. M.（1961）*From fish to philosopher*. Doubleday & Co., New York, 293p.
・Sonntag, C. F.（1924）*The morphology and evolution of the apes and man*. John Bale, Sons & Danielsson, Ltd., London, 364p.
・Starck, D.（1979）*Vergleichende Anatomie der Wirbeltiere auf evolutionsbiologischer Grundlage. Bd. 2.* Springer Verlag, Berlin, 776p.
・Starck, D.（1982）*Vergleichende Anatomie der Wirbeltiere auf evolutionsbiologischer Grundlage. Bd. 3.* Springer Verlag, Berlin, 1110p.
・Torrey, T. W. and Feduccia, A.（1979）*Morphogenesis of the vertebrates. 4th ed.* John Wiley & Sons, New York, 570p.
・Vaughan, T. A.（1972）*Mammalogy*. W. B. Saunders, Philadelphia, 463p.
・Wake, M. H. ed.（1979）*Hyman's comparative vertebrate anatomy. 3rd ed.* The University of Chicago Press, Chicago, 788p.
・Walter, H. E.（1928）*Biology of the vertebrates: A comparative study of man and his animal allies*. Macmillan, New York, 788p.
・Waterman, A. J.（1971）*Chordate structure and function*.

・Kardong, K. V. (1995) *Vertebrates.* Wm. C. Brown Publishers, Dubuque, 777p.
・Kent, G. C. (1978) *Comparative anatomy of the vertebrates. 4th ed.* C. V. Mosby Co., Saint Louis, 465p.
・Kingsley, J. S. (1912) *Comparative anatomy of vertebrates.* P. Blakiston's Son & Co., Philadelphia, 401p.
・黒田長久 (1963) *動物系統分類学10 (下) 脊椎動物 (Ⅳ) 哺乳類*. 中山書店, 東京, 280p.
・Langman, J. 沢野十蔵 訳 (1974) *人体発生学 正常と異常*. 医歯薬出版, 東京, 352p.
・Langebartel, D. A. (1977) *The anatomical primer: An embryological explanation of human gross morphology.* Univ. Park Press, Baltimore, 510p.
・Le Gros Clark, W. E. (1970) *History of the primates. 10th ed.* British Museum, London, 212p.
・Le Gros Clark, W. E. (1971) *The antecedants of man. An introduction to the evolution of the primates. 3rd ed.* Quadrangle, Chicago, 394p.
・Lessertisseur, J. and Saban, R. (1967) *Squelette appendiculaire.* In Grassé P. P. ed., Traité de zoologie 16 [1], 961-1078. Masson, Paris.
・Lull, R. S. (1921) *Organic evolution.* Macmillan, New York, 729p.
・Martin, R. D. (1990) *Primate origins and evolution: A phylogenetic reconstruction.* Princeton University Press, Princeton, 804p.
・松井正文 (1992) *動物系統分類学 9* (下B2) 脊椎動物 (IIb2) 爬虫類II. 中山書店, 東京, 466p.
・三木成夫 (1989) *生命形態の自然誌*. うぶすな書院, 東京, 484p.
・三木成夫 (1992) *生命形態学序説*. うぶすな書院, 東京, 307p.
・Morgan, E. 望月弘子 訳 (1997) *人類の起源論争*. どうぶつ社, 東京, 247p.
・森於菟・小川鼎三・大内弘・森富 (1969) *分担解剖学I*. 金原出版, 東京, 412p.
・Morris, D. 日高敏隆 訳 (1967) *裸のサル*. 角川書店, 東京, 296p.
・西成甫 (1935) *比較解剖学*. 岩波書店, 東京, 158p.

・Eisentraut, M.（1976）*Das Gaumenfaltenmuster der Säugetiere und seine Bedeutung für stammesgeschichtliche und taxonomische Untersuchungen*. Bonner Zoologische Monographien, Nr. 8, 214p.
・Fleagle, J. G.（1999）*Primate adaptation and evolution. 2nd ed.* Academic Press, San Diego, 596p.
・Frakes, L. A.（1979）*Climates throughout geologic time.* Elsevier Sci. Publ. Co., Amsterdam, 310p.
・藤田恒太郎（1972）*生体観察　第11版*．南山堂，東京，234p.
・Gebo, D. L. ed.（1993）*Postcranial adaptation in nonhuman primates*. Northern Illinois University Press, DeKalb 281p.
・Gray, H.（1981）*グレイ解剖学Ⅰ，Ⅱ，Ⅲ*．廣川書店，東京，1468p.
・Gregory, W. K.（1929）*Our face from fish to man*. G. P. Putnam's Sons, New York, 295p.
・Haeckel, E.（1906）*The evolution of man*. Peter Eckler Publ., New York, 364p.
・Hildebrand, M. and Goslow, G. E.（2001）*Analysis of vertebrate structure. 5th ed.* John Wiley & Sons, New York, 635p.
・Hopf, L.（1909）*The human species considered from the standpoints of comparative anatomy, physiology, pathology and bacteriology*. Longmans, Green, and Co., London, 457p.
・Ihle, J. E. W., Kampen, P. N. van, Nierstrasz, H. F. and Versluys, J.（1927）*Vergleichende Anatomie der Wirbeltiere*. Springer Verlag, Berlin, 906p.
・犬塚則久（1991）*ヒトの骨格にみる進化*．柴谷篤弘ほか編、講座進化４：形態学から見た進化．東京大学出版会，東京，125-149.
・Inuzuka, N.（1992）*Evolution of the shoulder girdle with special reference to the problem of the clavicle*. Jour. Anthrop. Soc. Nippon, 100: 391-404.
・犬塚則久（2001）*ヒトのかたち５億年．イラスト・ガイド 私たちヒト２*．てらぺいあ，東京，63p.
・Janvier, P.（1996）*Early vertebrates*. Oxford University Press, Oxford, 393p.
・Kahn, F.（1943）*Man in structure and function*. Alfred A. Knopf, New York, 742p.
・梶井正・黒木良和・新川詔夫 編（1990）*先天奇形症候群アトラス*．南江堂，485p.
・欠田早苗（1978）*日本人の筋肉系と動脈系．人類学講座６　日本人II*. 雄山閣，東京，13-61.

おもな参照文献

・Aiello, L. and Dean, C. (1990) *An introduction to human evolutionary anatomy.* Academic Press, London, 596p.

・Allan, F. D. (1960) *Essentials of human embryology.* Oxford University Press, New York, 225p.

・Ankel-Simons, F. (2000) *Primate anatomy: An introduction. 2nd ed.* Academic Press, San Diego, 506p.

・Basmajian, J. V. (1980) *Grant's method of anatomy. 10th ed.* Williams & Wilkins, Baltimore, 625p.

・Begun, D. R., Ward, C. V. and Rose, M. D. eds. (1997) *Function, phylogeny, and fossils: Miocene Hominoid evolution and adaptations.* Plenum Press, New York, 424p.

・Benton, M. J. (1997) *Vertebrate palaeontology. 2nd ed.* Chapman & Hall, London, 452p.

・Bolk, L., Göppert, E., Kallius, E. and Lubosch, W. (1933) *Handbuch der vergleichenden Anatomie der Wirbeltiere.* 6Bd. Urban & Schwarzenberg, Berlin, 854p.

・Bolk, L., Göppert, E., Kallius, E. and Lubosch, W. (1938) *Handbuch der vergleichenden Anatomie der Wirbeltiere. 5Bd.* Urban & Schwarzenberg, Berlin, 1106p.

・Bresslau, E. (1920) *The mammary apparatus of the Mammalia in the light of ontogenesis and phylogenesis.* Methuen & Co. Ltd., London, 145p.

・Campbell, B. G. (1966) *Human evolution. An introduction to man's adaptations.* Aldine Publ. Co., Chicago, 425p.

・Carroll, R. L. (1988) *Vertebrate paleontology and evolution.* Freeman, New York, 698p.

・Carroll, R. L. (1997) *Patterns and processes of vertebrate evolution.* Cambridge University Press, New York, 448p.

・Colbert, E. H., Morales, M., and Minkoff, E. C. 田隅本生 訳 (2004) *コルバート　脊椎動物の進化　原著第５版*. 築地書館，東京，567p.

・Conroy, G. C. (1990) *Primate evolution.* W. W. Norton & Company, New York, 492p.

・Darwin, C. 田中茂穂 訳 (1909) *人類の由来及び雌雄淘汰より見たる男女関係*. 隆文館，東京，1089p.

・Dyce, Sack and Wensing 山内昭二・杉村誠・西田隆雄 監訳 (1998) *獣医解剖学*. 近代出版，東京，764p.

＜ま・み・む・め・も＞

＜ゆ・よ＞

＜ら・り・る・れ・ろ・わ＞

<は・ひ>

<ふ・へ・ほ>

＜そ＞

＜た＞

<す・せ>

＜こ＞

＜さ＞

＜し＞

＜き＞

＜く・け＞

さくいん

N.D.C.481.1　206p　18cm

ブルーバックス　B-1537

「退化《たいか》」の進化学《しんかがく》

ヒトにのこる進化の足跡

2006年12月20日　第1刷発行
2025年9月10日　第7刷発行

著者　犬塚則久《いぬづかのりひさ》
発行者　篠木和久
発行所　株式会社講談社
〒112-8001 東京都文京区音羽2-12-21
電話　出版　03-5395-3524
販売　03-5395-5817
業務　03-5395-3615
印刷所　（本文表紙印刷）株式会社ＫＰＳプロダクツ
（カバー印刷）信毎書籍印刷株式会社
本文データ制作　講談社デジタル製作
製本所　株式会社ＫＰＳプロダクツ

定価はカバーに表示してあります。

ISBN4-06-257537-X

発刊のことば

科学をあなたのポケットに

二十世紀最大の特色は、それが科学時代であるということです。科学は日に日に進歩を続け、止まるところを知りません。ひと昔前の夢物語もどんどん現実化しており、今やわれわれの生活のすべてが、科学によってゆり動かされているといっても過言ではないでしょう。

そのような背景を考えれば、学者や学生はもちろん、産業人も、セールスマンも、ジャーナリストも、家庭の主婦も、みんなが科学を知らなければ、時代の流れに逆らうことになるでしょう。

ブルーバックス発刊の意義と必然性はそこにあります。このシリーズは、読む人に科学的に物を考える習慣と、科学的に物を見る目を養っていただくことを最大の目標にしています。そのためには、単に原理や法則の解説に終始するのではなくて、政治や経済など、社会科学や人文科学にも関連させて、広い視野から問題を追究していきます。科学はむずかしいという先入観を改める表現と構成、それも類書にないブルーバックスの特色であると信じます。

一九六三年九月　　野間省一